Vergessen – macht Platz für Wichtiges

Vergessen – macht Platz für Wichtiges

Scott A. Small

Scott A. Small

Vergessen – macht Platz für Wichtiges

Aus dem amerikanischen Englisch von Heide Börger

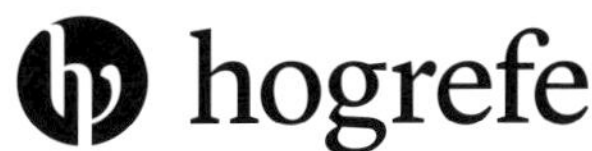

Bibliografische Information der Deutschen Nationalbibliothek
Die Deutsche Nationalbibliothek verzeichnet diese Publikation in der Deutschen Nationalbibliografie; detaillierte bibliografische Daten sind im Internet über http://www.dnb.de abrufbar.

Anregungen und Zuschriften bitte an:
Hogrefe AG
Lektorat Psychologie
Länggass-Strasse 76
3012 Bern
Schweiz
Tel. +41 31 300 45 00
info@hogrefe.ch
www.hogrefe.ch

Lektorat: Dr. Susanne Lauri, Wiebke Erchinger
Herstellung: René Tschirren
Umschlagabbildung: Getty Images/Vertigo3d
Umschlaggestaltung: Claude Borer, Riehen
Illustration/Fotos (Innenteil): Nicoletta Barolini/Columbia University
Satz: Mediengestaltung Meike Cichos, Göttingen
Druck und buchbinderische Verarbeitung: Multiprint OOD, Kostinbrod
Printed in Bulgaria

Translated from the **English** language: **FORGETTING:**
THE BENEFITS OF NOT REMEMBERING

First published by: Crown, an imprint of Random House, a division of Penguin Random House LLC.

1. Auflage 2022

(E-Book-ISBN_PDF 978-3-456-96200-9)
(E-Book-ISBN_EPUB 978-3-456-76200-5)
ISBN 978-3-456-86200-2
http://doi.org/10.1024/86200-000

Zum Andenken an Michelle Small

Für Alexis England
für Erinnerungen an ein ganzes Leben

Wenn ich mich über meine Gedächtnisprobleme beklage, glauben sie mir nicht und tadeln mich, als würde ich mich selbst bezichtigen, ein Narr zu sein … Aber sie tun mir unrecht; wir erleben im Gegenteil täglich, dass ein gutes Gedächtnis gewöhnlich mit einem schlechten Urteilsvermögen gekoppelt ist. Denn man sagt nicht ohne Grund, „wer kein gutes Gedächtnis hat, sollte keine Lügen erzählen.“

Michel de Montaigne, Essays, 1527

Danksagung

Ich hatte keine Ahnung – es war Unwissenheit, keine Anmaßung, das schwöre ich –, dass lernen, wie man populärwissenschaftliche Texte schreibt genauso ist, als würde man lernen, ein Instrument zu spielen, das man nicht beherrscht. Ich danke meiner Herausgeberin bei Crown, der unerschütterlichen Gillian Blake, für ihre gründliche Anleitung und Geduld, sowie der Redaktionsassistentin Caroline Wray für ihren hilfreichen Tutorenkurs. Ich danke meiner Frau, der absolut perfekten Alexis England für ihr stundenlanges Zuhören und für ihre kritische Begleitung. Mein Dank gilt auch meiner Freundin Sue Halpern, deren schriftstellerische Fähigkeiten ich jetzt mehr denn je zu schätzen weiß, für ihre ermutigenden Worte. Großen Dank schulde ich auch der wunderbaren Alexandra Penney, die mich Gillian vorgestellt hat, und meiner unermüdlichen Agentin Alice Martell.

Inhaltsverzeichnis

Geleitwort

Unsere Erinnerungen sind die Grundlage unserer Persönlichkeit. Manche glauben sogar, dass sich unsere Persönlichkeit nahezu komplett aus den bewussten und unbewussten Erinnerungen unserer Vergangenheit formt. Man könnte deshalb auch das Gedächtnis als zentralen Teil unserer Persönlichkeit und unseres Lebens auffassen. Wie auch immer, das Gedächtnis des Menschen ist ein faszinierender Mechanismus, der uns von frühester Kindheit bis ins hohe Alter begleitet. Oft verbinden wir mit dem Gedächtnis schulische und berufliche Aspekte, denn in Schule und Beruf ist ein gutes Gedächtnis von herausragender Bedeutung. Aber das Gedächtnis ist nicht nur für diese Bereiche wichtig, sondern für unser ganzes Leben, denn es ist ein Mechanismus, der unser Überleben sichert. Im Gedächtnis speichern wir gute und schlechte Erfahrungen, die wir nutzen können, um uns in der Gegenwart und Zukunft effizienter zu verhalten. Viele Laien vermuten, dass das Gedächtnis ein homogener Mechanismus sei. Dies ist aber nicht so, denn das Gedächtnis ist ein kompliziertes System von verschiedenen Teilfunktionen, die teilweise wie ein komplexes Räderwerk ineinandergreifen, um unsere Erinnerungen zu formen. Es besteht aus verschiedenen bewusst und unbewusst operierenden Teilsystemen, die unterschiedliche Aspekte speichern können.

Das menschliche Gedächtnis ist seit Beginn der akademischen Psychologie und Neurologie Gegenstand der Forschung. Im Grunde ist es ein zentrales Thema dieser Disziplinen. Mittlerweile wissen wir, dass wir die Informationen nicht wie auf einer Festplatte oder Diskette speichern. Wir rekonstruieren die Vergangenheit anhand einiger weniger Informationen. Insofern ist das Gedächtnis kein Speicher im ursprünglichen Sinn, sondern eher eine Rekonstruktions- und Interpretationsmaschine.

Dies ist bemerkenswert, denn die Interpretation und Rekonstruktion hängt natürlich davon ab, welche Informationen in diese Mechanismen eingeschleust werden. In anderen Worten: Diese Rekonstruktionen sind höchst individuell oder subjektiv. Interessant ist auch, dass die verschiedenen Gedächtnissysteme von unterschiedlichen Hirngebieten und neuronalen Netzwerken kontrolliert werden.

Wenn wir an das Gedächtnis denken, thematisieren wir in der Regel die Güte des Erinnerns oder wie man am elegantesten neue Informationen in das Gedächtnis einschleust. Vergessen, die andere Seite der Gedächtnismedaille, wird oft als unangenehme Begleiterscheinung des Gedächtnisses aufgefasst. Dabei ist Vergessen weitaus wichtiger für uns, als wir es bislang vermutet haben. Vergessen kann mitunter wichtiger sein, als etwas zu behalten. Scott A. Small konzentriert sich in seinem Buch auf diesen eher vernachlässigten Teil unseres Gedächtnisses. Er beschreibt verschiedene Varianten des Vergessens. Unter anderem das pathologische Vergessen, das im Zusammenhang mit unterschiedlichen neurologischen und psychiatrischen Erkrankungen auftritt. Aber auch das normale Vergessen, das jeder gesunde Mensch alltäglich erleben muss. Scott A. Small nutzt die modernen Erkenntnisse der neurowissenschaftlichen Forschung, um das Vergessen als einen sinnvollen – ja, überlebenswichtigen – Mechanismus zu beschreiben.

Der Autor Scott A. Small ist ein bekannter und sehr angesehener Forscher, der vor allem für seine Forschung zu degenerativen Abbauprozessen des Gehirns bekannt geworden ist. In diesem Zusammenhang musste er sich natürlich auch intensiv mit verschiedenen pathologischen und normalen Gedächtnisphänomenen beschäftigen. Auf der Basis seiner Beobachtungen und Untersuchungen beschreibt er in seinem Buch verschiedene Phänomene des Vergessens. Hierbei nutzt er zwar immer die Perspektive des Gehirns und die beteiligten neuronalen Mechanismen, aber ihm gelingt es auch eindrücklich, die subjektive Sicht der Patient*innen nicht aus dem Fokus zu verlieren.

Der Leser wird nach dem Lesen des Buches eine andere, vielleicht sogar völlig andere Sicht auf das Lernen und Vergessen entwickeln. Möglicherweise wird er meiner Sicht folgen, dass das Vergessen mitunter wichtiger ist als das Behalten.

Prof. Dr. Lutz Jäncke
Zürich, im Juli 2022

Einleitung

Tatsächlich erinnerte Funes sich nicht nur an jedes Blatt jeden Baumes in jedem Wald, sondern auch an jedes einzelne Mal, da er es gesehen oder sich vorgestellt hatte.
Ich vermute allerdings, daß er zum Denken nicht sehr begabt war. Denken heißt, Unterschiede vergessen, heißt verallgemeinern, abstrahieren.

Jorge Luis Borges, „Das unerbittliche Gedächtnis"*

Als Gedächtnisspezialist werde ich oft mit dem Thema Vergessen konfrontiert, und zwar nicht nur vonseiten meiner Patient*innen**, deren Störungen zu pathologischem Vergessen führen und die über massive medizinische Probleme klagen. Auch alle anderen klagen darüber und von diesen beklagen sich die allermeisten über das normale Vergessen, das uns angeboren ist und das bei uns Menschen genauso unterschiedlich ausgeprägt ist wie die Körpergröße oder andere Merkmale. Ich habe kein Problem mit diesen Klagen. Was meine Person anbelangt, ist das Thema Vergessen frustrierend und zudem ist es ein Privileg ärztlicher Behandlung, andere kompetent zu beraten. Ich bin mir jedoch ziemlich sicher, dass der Grund für mein frühes Interesse an dem Phänomen Gedächtnis – das meine wissenschaftliche Wissbegierde, meine Ausbildung

* Jorge Luis Borges, Gesammelte Werke in zwölf Bänden. Band 5: Der Erzählungen erster Teil, S. 186f. Aus dem Spanischen von Gisbert Haefs, Karl August Horst, Wolfgang Luchting. Mit freundlicher Genehmigung von © 2000 Carl Hanser Verlag GmbH & Co. KG, München.

** In diesem Buch werden abwechselnd sowohl beide Geschlechterformen genannt als auch das Gender-Sternchen gesetzt. Es sind jedoch immer Frauen, Männer und nichtbinäre Personen und alle Formen von Paarbeziehungen (hetero- und gleichgeschlechtliche) gemeint.

und meine berufliche Laufbahn geprägt hat – meine eigene Vergesslichkeit war. Wer wünscht sich nicht ein besseres Gedächtnis? Würde bei Prüfungen nicht gerne besser abschneiden, sich genau an den Inhalt von Büchern oder an Filme erinnern, wüsste nicht gerne mehr, um bei Diskussionen intellektuell zu überzeugen oder mit amüsanten Fakten oder Poesie Herzen zu gewinnen?

Die Wissenschaft war schon immer der Ansicht, dass Vergessen ein Defekt, zumindest aber etwas Negatives in unserem Gedächtnissystem ist. Daher war es ihr Ziel herauszufinden, wie das Gehirn es anstellt, Gedächtnisinhalte zu erzeugen, zu speichern und aufzufinden; wie die Momentaufnahme entsteht, verarbeitet und katalogisiert wird. Einige Wissenschaftler*innen haben geahnt, dass Vergessen auch Vorteile haben kann, doch Erinnerungen, die verblassen wie vergilbte Fotos auf dem Dachboden, gelten meistens als ein Manko der Aufzeichnungsvorrichtung oder der Aufzeichnung selbst. Die Vorstellung, dass ein besseres Gedächtnis immer erstrebenswert ist, während das Vergessen verhindert und auf Biegen und Brechen bekämpft werden muss, hat meine Ausbildung und meine Karriere bestimmt.

Ich erforsche seit mehr als 35 Jahren das Gedächtnis. Als ich an der University of New York experimentelle Psychologie studierte, veröffentlichte ich meinen ersten Text und meine Examensarbeit über dieses Thema. Es ging darum, wie Emotionen visuelle Wahrnehmungen und Erinnerungen beeinflussen. Während meines Studiums der Medizin und Philosophie an der Columbia University habe ich in dem Labor des Gedächtnisforschers Eric Kandel gearbeitet, dem im Jahre 2000 der Nobel-Preis in Physiologie und Medizin verliehen wurde, weil er in Tierversuchen herausgefunden hatte, wie Neurone arbeiten, während wir uns erinnern. Ich habe bei Richard Mayeux, einem der führenden Alzheimer-Experten und Genetiker an der Columbia University mein Forschungsstipendium über die Alzheimer-Krankheit und andere Fehlfunktionen des Gedächtnisses absolviert und arbeite seitdem in meinem eigenen Labor. Ich untersuche die Ursachen und potenziellen Behandlungsmöglichkeiten der Alzheimer-Krankheit und anderer Fehlfunktionen des Gedächtnisses in höherem Lebensalter.

Alte Hunde lernen keine neuen Tricks mehr, aber das Positive ist, dass wir alte vergessen können. Es hat sich nämlich herausgestellt, dass ich und viele andere Gedächtnisforscher*innen und Ärzt*innen, die sich mit diesem Thema beschäftigen, sich geirrt haben, was das Vergessen anbelangt. Neuere Forschungsansätze in den Bereichen Neurobiologie, Psychologie, Medizin und Computerwissenschaften haben unsere Auffassung grundlegend verändert.[1] Wir wissen heute, dass Vergessen nicht nur normal, sondern sogar von Vorteil für unsere kognitiven und kreativen Fähigkeiten, für unser emotionales Wohlbefinden und sogar für die Gesundheit der Allgemeinheit ist.

Dieses Buch ist den Hunderten von Patient*innen gewidmet, denen ich während meiner ärztlichen Tätigkeit versucht habe zu helfen. Sie alle haben unter pathologischem Vergessen gelitten, das gewöhnlich durch neurodegenerative Störungen, aber auch durch den Alterungsprozess ausgelöst wird. Die medizinische Definition „pathologisch“ wird gern benutzt, doch der Unterschied zwischen normalem und pathologischem Vergessen ist leicht zu erkennen: Pathologisches Vergessen geht mit einer erkennbaren Verschlechterung des Gedächtnisses einher, sodass die Betroffenen nicht mehr in der Lage sind, an unserem informationsbasierten Leben teilzunehmen. Normales Vergessen erkennt man nur daran, dass die schmerzlichen Folgen des pathologischen Vergessens bei den Patient*innen fehlen. Die Wahrnehmung des durch die Alzheimer-Krankheit verursachten Leids bewahrt vor der Versuchung, die Krankheit zu beschönigen und beispielsweise zu sagen, die Krankheit habe auch etwas Positives, etwas Gutes. Das mag so sein. Doch als Arzt, der versucht, sich so gut es geht in die Lage der Betroffenen zu versetzen und der mit dem durch pathologisches Vergessen verursachten Leid konfrontiert ist, tue ich mich schwer mit dieser Sichtweise. Doch in diesem Buch geht es nicht um dieses Thema, sondern um das normale Vergessen.

Die schon an früherer Stelle gestellte Frage – „Wer wünscht sich nicht ein besseres Gedächtnis?“ – war rein rhetorisch.

Und nun zum fotografischen Gedächtnis, ein System, das wie eine Computer-Festplatte ewig bleibt in einem Gehirn, in dem Momentaufnahmen nie verblassen und das nichts vergisst. Die meisten haben sicher schon einmal von dieser kognitiven Fähigkeit geträumt, aber vielleicht auch gespürt, dass sie eine Belastung sein kann. Trotz immer mal wiederkehrender Behauptungen in den Jahrbüchern der Neurologie sind Fälle von echtem fotografischem Gedächtnis, die auch als eidetisch bezeichnet werden, höchst selten. Es gibt Menschen, deren Gedächtnisleistung, ähnlich wie die Körpergröße, von Natur aus am positiven Extrem der Normalverteilung angesiedelt ist. Bei einigen Expert*innen ist die Gedächtnisleistung so phänomenal, als wäre sie nicht von dieser Welt: Große Schachweltmeister haben die Konfiguration der Figuren auf dem Schachbrett im Kopf, Konzertpianist*innen das Blatt, auf dem Noten stehen und Tennisprofis die Bewegungsabläufe ihrer Gliedmaßen. Dann sind da noch die sogenannten Gedächtniskünstler*innen oder Gedächtnismagier*innen, die auf bekannte kognitive Tricks, angeborene Fähigkeiten und sehr viel Übung setzen, um überragende Gedächtnisleistungen für bestimmte Arten von Informationen zu entwickeln – etwa für autobiografische Informationen, Zahlen, Namen oder Ereignisse. Bei offiziellen Tests zeigte sich jedoch, dass keiner ein fotografisches Gedächtnis für alle Arten von Informationen hatte.[2] Keiner von ihnen verfügte über ein Gehirn, das nichts vergisst.

Das fotografische Gedächtnis ist in Wirklichkeit also hart erarbeitet, die Leistung eines Superhelden. Doch ist dies wirklich erstrebenswert? Bevor die Wissenschaft in der Lage war zu beweisen, warum es das nicht ist, lieferten zunächst fiktionale Texte die Antwort. Das beste Beispiel hierfür ist die in der Anthologie *Fiktionen* enthaltene Kurzgeschichte „Das unerbittliche Gedächtnis“ von Jorge Luis Borges.[3] Funes wird von seinem Pferd abgeworfen und fällt in Ohnmacht. Als er wieder aufwacht, ist sein Gehirn entzündet und unfähig, Dinge zu vergessen. Jetzt kann er sich alles merken und sich an alles erinnern. Die meisten Leser*innen werden neidisch sein, wenn sie den Anfang der Geschichte lesen, denn es wird berichtet, dass Funes mit seinen neuen kognitiven Fähigkeiten mühelos umfangreiche Passagen aus Büchern, die er gelesen hat, zitieren oder sich innerhalb weniger Tage neue Sprachen (auch Latein!) aneignen kann. Doch angesichts des psychischen Chaos, das er erlebt, wandelt sich unser Neid in Mitleid. Einmal, als Funes ein Glas Wein angeboten wurde, der aus dem Weinberg eines Nachbarn stammte, wird sein Gehirn von Erinnerungen geradezu überschwemmt. Der Wein weckt so viele damit zusammenhängende Erinnerungen mit pointillistisch anmutenden Einzelheiten – beispielsweise die „Schösslinge, die Trauben und die Weinbeeren“, aus denen der Wein gepresst wurde – dass diese detaillierte Erinnerung Funes in Angst versetzt. Der arme, leidgeprüfte Funes hat keine sehnsüchtigen und zufälligen Erinnerungen an die Vergangenheit. Wenn er nach Dingen aus der Vergangenheit gefragt wird, z.B. nach einem schönen Nachmittag aus seiner Kindheit, prasseln die Details dieses Tages auf sein Gehirn ein: die Entstehung jeder Wolke, die er gesehen hat, die sich von Minute zu Minute ändernde Temperatur, die er wahrgenommen hat, die Choreografie einer jeden Bewegung seiner Glieder. Sehr schnell wird klar, dass ein derart detailliertes Erinnerungsvermögen zum Albtraum werden kann.

Bemerkenswert an der Geschichte „Das unerbittliche Gedächtnis" ist, wie klug sie die neurowissenschaftliche Forschung antizipiert, die sich der Frage widmet, wie es sein kann, dass ein Gehirn, das Fotos mit absoluter Präzision aufnimmt und speichert, für unser Denkvermögen von Nachteil ist. In vielen Passagen der Geschichte über Funes wird eine dominante, kognitive Beeinträchtigung beschrieben, die auf sein fotografisches Gedächtnis zurückzuführen ist: die Unfähigkeit zu generalisieren – die Bäume zu sehen und nicht den Wald. „Sein Gesicht im Spiegel, seine Hände versetzten ihn immer wieder in Erstaunen ... Er hatte nicht nur Schwierigkeiten zu verstehen, dass der generische Begriff *Hund* so viele Exemplare von unterschiedlicher Größe und Form beinhaltet, ihn verunsicherte auch die Tatsache, dass ein Hund, den er im Profil sah, den gleichen Namen hatte wie der Hund, wenn er ihn von vorne sah." Sein fotografisches Gedächtnis quälte den jungen Funes so sehr, dass er beschloss, den Rest seines Lebens, abgeschieden von allem, in einem stockdunklen und absolut geräuschlosen Raum zu verbringen.

In den vergangenen zehn Jahren hat sich ein neues Wissensgebiet etabliert und erklärt, weshalb ein ausgewogenes Verhältnis zwischen Vergessen und Erinnern die geeignete kognitive Fähigkeit ist, mit der wir von der Natur ausgestattet wurden und die uns befähigt, in einer sich ständig wandelnden Welt zu leben, einer Welt, die oft auch beängstigend und schmerzvoll ist. 2010 erkannten europäische Gerichte das „Recht auf Vergessen" an, was sie damit begründeten, dass Informationen, die dauerhaft gespeichert sind, in diesem Fall im Internet, sich nachteilig auf das Leben der Betroffenen auswirken können. So gesehen tut unser Gehirn gut daran, zu vergessen.

Wie Sie in diesem Buch sehen werden, ist ein ausgeglichenes Verhältnis zwischen Vergessen und Erinnern wichtig für unsere kognitiven Fähigkeiten: Es gewährt uns die Flexibilität, die uns die Anpassung an eine sich ständig wandelnde Umgebung ermöglicht, uns befähigt, aus unzusammenhängenden gespeicherten Informationen zu abstrahieren und den Wald zu sehen und nicht die Bäume wahrzunehmen. Vergessen ist unabdingbar für das emotionale Wohlbefinden, damit wir Ressentiments, neurotische Ängste und schmerzliche Erfahrungen, die uns belasten, loslassen können. Zu viele Erinnerungen oder zu wenig Vergessen ist schädlich. Vergessen ist unabdingbar für die Gesundheit der Allgemeinheit und für die Kreativität, denn es macht das Gehirn frei für die Eureka-Momente, die unerwartete Assoziationen ermöglichen. Ohne Vergessen würden kreative Ideen jedweder Art vom Gedächtnis blockiert.

Was wäre, wenn wir die anfangs gestellte rhetorische Frage anders formulieren würden: „Wer wünscht sich ein fotografisches Gedächtnis in einem Gehirn, das nichts vergisst?“ Ich hoffe, dass nach der Lektüre dieses Buches Ihre Antwort lautet: Niemand.

1
Sich erinnern, um zu vergessen

„Ich hatte ein Gedächtnis wie eine Stahlfalle!", erzählte mir Karl, mein erster Patient an diesem Tag im Memory Disorders Center der Columbia University. Von den vielen Metaphern, die für das Gedächtnis stehen, mag ich Stahlfalle am wenigsten, zum einen aus ästhetischen Gründen (der brutale Anblick einer Pfote in der Falle ist widerwärtig), zum anderen wegen der irreführenden wissenschaftlichen Implikationen. Auch bei Menschen mit einem sehr guten Gedächtnis ist dies nicht stählern, sondern flexibel, veränderlich und fragmentiert. Zudem ist die Fallen-Metapher funktional falsch, denn sie impliziert, dass Gedächtnisinhalte prompt erzeugt werden und dass es für sie von dort kein Entrinnen gibt.

Karl war Strafverteidiger in Manhattan. Als er zu mir kam, war er schon für seinen Auftritt vor Gericht angezogen. Unser Zentrum ist bekannt für seine Expertise, was die Alzheimer-Krankheit und ähnliche Störungen anbelangt, weshalb Patient*innen aus der ganzen Welt sich von uns behandeln lassen. Aber Karl war etwas Besonderes, und das nicht nur wegen seines maßgeschneiderten dreiteiligen Anzugs. Als ich pünktlich von meinem einen Block entfernten Forschungslabor im Büro eintraf, lief Karl schon auf und ab und war drauf und dran zu gehen. Ein Anzeichen für einen hyperkinetischen Tatendrang, der untypisch für unsere Patient*innen ist. Er hatte englische Literatur in Yale studiert und nachdem er sich über seine außergewöhnlichen kognitiven Fähigkeiten und seine Heldentaten vor Gericht ausgelassen hatte, entspannte er sich und kam auf seine Symptome zu sprechen. Er machte sich Sorgen wegen deren Ursachen und Konsequenzen und fragte sich, wie sich diese auf seine berufliche Karriere als Strafverteidiger auswirken könnten.

Wenn Patient*innen ihre Symptome und ihre Krankengeschichte schildern, hat aufmerksames Zuhören für einen Neurologen oberste Priorität. Diese Schilderungen vermitteln eine Fülle von Informationen, die wir brauchen, um unser vordringliches Ziel zu erreichen, „die Schädigung zu lokalisieren". Anders als bei anderen medizinischen Spezialist*innen spielt für Neurolog*innen die Frage „wo" eine größere Rolle als „was". Die Ursache für eine Beeinträchtigung im Arm kann beispielsweise in den Muskeln, den Nerven, in bestimmten Abschnitten des Rückenmarks oder im Gehirn liegen, und jeder Teil dieses Nervensystems kann von verschiedenen Krankheiten befallen werden. Die meisten Neurolog*innen sagen, dass es ihnen Freude bereitet, dieses anatomische Puzzle zu lösen. Um dies zu können, muss man wissen, wie die Nerven miteinander verknüpft sind, welche Funktion die einzelnen Knotenpunkte innerhalb der neuronalen Verschaltung haben und was zu tun ist, um die Ursache des Problems ausfindig zu machen. Neben der Lokalisierung des Schadens – die Antwort auf die Frage „wo" – ist Begeisterung für den Beruf von entscheidender Bedeutung, wenn es darum geht, eine korrekte Diagnose zu stellen.

Die Quelle einer Fehlfunktion im Gedächtnis ausfindig zu machen ist schwieriger als herauszufinden, warum der Arm nicht so funktioniert, wie er soll, aber das Prinzip ist dasselbe. Gedächtnisspezialist*innen beginnen mit der Lokalisierung des Schadens, der die Ursache des pathologischen Vergessens ist, schon wenn die Patientin durch die Tür kommt. Auch während dieser informellen Phase des Kennenlernens versuchen wir, uns ein Bild von der Funktion ihrer für die Kognition relevanten Hirnareale zu machen, um uns einen Eindruck davon zu verschaffen, wie ihr neuronales Netzwerk in der „Zeit vor der Erkrankung" funktioniert hat, also bevor Symptome erkennbar waren. (Achtung! Ein Berufsrisiko: Diese funktionale „Biopsie" geschieht ganz automatisch, selbst während wir mit anderen plaudern. Wenn wir zuhören, wie jemand eine Geschichte erzählt – d.h. wie die Details ausgeschmückt werden, wie abwechslungsreich Vokabular und Syntax sind – dann können wir gar nicht anders, als uns zu fragen, wie die Hirnareale im Großhirn des Geschichtenerzählers wohl funktionieren.) Diese zugegebenermaßen nicht besonders genauen Einschätzungen des Gehirns sind ein guter Ausgangspunkt, um uns auf die Suche nach der Quelle der Beschwerden der Patientin zu machen. Am Ende der ersten Sitzung sagen wir, „wo“ die Ursache für den Gedächtnisverlust lokalisiert sein könnte. Anschließende klinische Tests – etwa eine Blutuntersuchung, bildgebende Untersuchungen wie eine MRT und neuropsychologische Tests – bestätigen dann diese Einschätzung oder liefern uns Hinweise für deren Korrektur.

Karl war immer ein hervorragender Schüler und auch im Vergleich zu seinen Studienkolleg*innen war sein Gedächtnis außergewöhnlich. Er war in Long Island aufgewachsen und konnte sich Baseball-Statistiken merken, als Schüler Gedichte und als Student der juristischen Fakultät der NYU Schadensersatzfälle. Sein außergewöhnliches Gedächtnis kam ihm in seinem Beruf zugute und jeder in seiner Anwaltskanzlei wusste davon. Wenn er eine Person nur einmal gesehen hatte – sei es eine Praktikantin, ein Assistent oder eine Klientin – vergaß er nie wieder das Gesicht oder den Namen. Und genau hier lag sein Problem: Er konnte sich die Namen seiner Klient*innen nicht mehr so gut merken. Neulich war er auf einer belebten Straße in Manhattan einer wichtigen Klientin begegnet, die er einige Monate zuvor kennengelernt hatte und deren Namen ihm zu seinem Entsetzen nicht einfiel. Für die meisten nur eine peinliche Situation, doch Karl empfand diese Suche nach dem Namen als Beeinträchtigung seiner Karriere.

Karls Geschichte und aufmerksames Zuhören bei der Schilderung seines Problems, lieferten mir eine erste Idee, welche Teile seines Gehirns die Ursache für sein pathologisches Vergessen sein könnten. Ich vermutete sie in einem von zwei Hirnarealen. Diese erste Einschätzung wollte ich durch eine neurologische Untersuchung, einen einfachen Gedächtnistest in meinem Büro und schließlich durch weitere Tests am Ende der Sitzung absichern. Doch bevor ich näher auf meine Vermutung eingehe – und darauf, was Vergessen bedeutet – steht eine Aufklärung über das Gedächtnis an, die notwendig ist, damit Sie meine klinischen Überlegungen und Einschätzungen und im weiteren Verlauf Karls abschließende Diagnose nachvollziehen können.

Von den vielen Metaphern, die über das Gedächtnis kursieren, ist die Bezeichnung „Personal Computer“ sehr zutreffend. Sie ist sogar besser als eine Metapher, denn die Arbeitsweise eines Personal Computers entspricht exakt der Art und Weise, wie unser Gehirn Gedächtnisinhalte speichert, sichert und zugänglich macht. Das ist kein Zufall, denn Computer- und Hirnspezialist*innen müssen sich beim Umgang mit gigantischen Datenmengen mit denselben drei Problemen auseinandersetzen: wo werden die Informationen gespeichert, wie werden sie in dem entsprechenden Speicher gesichert und wie wird der Speicher im Bedarfsfall geöffnet, um die Daten zugänglich zu machen. Für diese Gedächtnisfunktionen verfügt das Gehirn über drei Bereiche (Abbildung 1): Verschiedene Areale im hinteren Teil des Gehirns, die ich der Einfachheit halber als hinterer Bereich bezeichne, speichern vor allem Gedächtnisinhalte, die uns etwas bedeuten. Eine Struktur im Bereich des Schläfenlappens, der Hippocampus, sorgt dafür, dass diese Gedächtnisinhalte gesichert werden. Und ein Areal im Stirnlappen, der unmittelbar hinter der Stirn liegt, ist der Bereich, der uns den Zugang zu den Gedächtnisinhalten ermöglicht. Jedes Mal, wenn Sie ein Dokument auf der Festplatte Ihres Computers speichern oder gespeicherte Daten abrufen, benutzen Sie den Speicher Ihres Computers auf die gleiche Art und Weise wie Ihr Gehirn es auch tut.

Die elementaren Einheiten für die Speicherung von Informationen auf der Festplatte Ihres Computers sind „bits" (die binären Digits 0 und 1); die kleinste Einheit, die Gedächtnisinhalte in Ihrem Gehirn speichert, ist eine Zelle, ein Neuron, allerdings nicht das ganze Neuron. Die

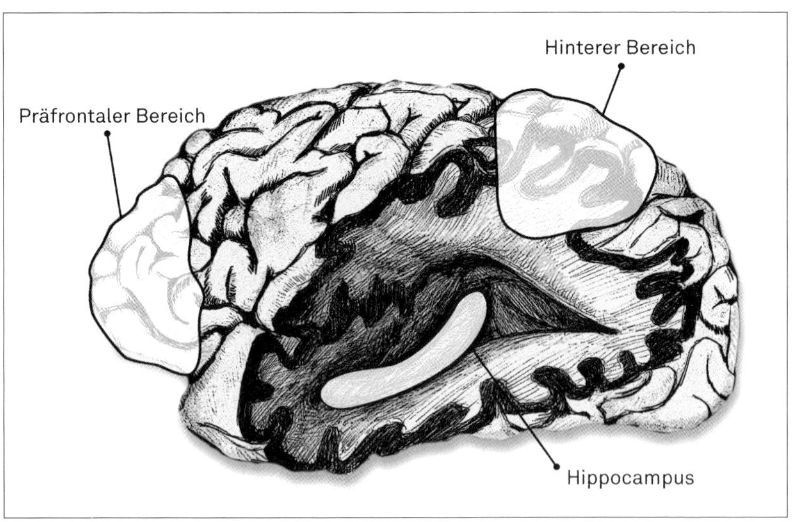

Abbildung 1: Hirnareale, die für Erinnern und Vergessen zuständig sind

für die Gedächtnisinhalte zuständigen Bits befinden sich an den Enden der Neurone. Wie man sieht, besteht ein Neuron hauptsächlich aus Strukturen, die wie Äste aussehen und als Dendriten bezeichnet werden (Abbildung 2). Am äußeren Ende der Dendriten befindet sich eine Vielzahl winziger Vorsprünge, die dendritischen Fortsätze. Sie sind winzig, aber enorm wichtig und befinden sich, wie knospende Blätter an den Ästen eines sich stark verzweigenden Baumes, genau an der Stelle, an der die Neurone Kontakt zu anderen Neuronen aufnehmen und über einen bestimmten Punkt, der als Synapse bezeichnet wird, miteinander kommunizieren. Je größer die Fortsätze sind, desto intensiver ist die synaptische Verbindung und desto lauter und deutlicher ist die Kommunikation. Neurone unterscheiden sich deutlich von anderen Körperzellen - etwa den eiförmigen Leberzellen oder den würfelförmigen Herzzellen - doch was sie am meisten von den Körperzellen unterscheidet ist die Verbindung stiftende Synapse, der Spalt zwischen kommunizierenden Nervenzellen. Wollte man die Funktion eines Organs anhand der zellulären Aktivität beschreiben - Leberzellen entgiften, Herzzellen pumpen - dann ist „Hirnzellen stellen über die Synapsen eine Verbindung zu anderen Hirnzellen her" eine ziemlich treffende Beschreibung ihrer Aktivität.

Da die Größe der dendritischen Fortsätze sich in Abhängigkeit von der Erfahrung ständig verändert, gelten synaptische Verbindungen als plastisch und nicht als stabil. Werden zwei benachbarte Neurone zur gleichen Zeit hinlänglich stimuliert, vergrößern sich ihre Fortsätze. Ver-

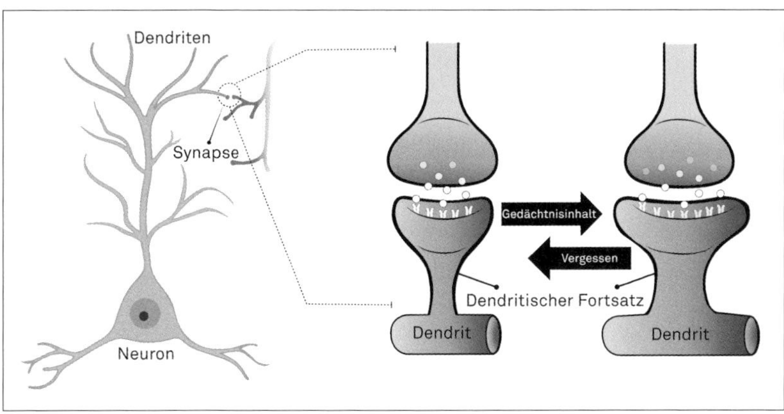

Abbildung 2: Neuronale „Bits", die für Erinnern und Vergessen zuständig sind

größert sich eine ausreichend große Zahl von Fortsätzen, wird die Verbindung zwischen den Neuronen stabil und genau das passiert bei der Bildung eines neuen Gedächtnisinhalts. Diese neuronale Verknüpfung erklärt die in der Wissenschaft gängige Redewendung „Neurone, die gemeinsam feuern, kommunizieren miteinander“. Wird ein Neuron unabhängig von seiner Nachbarzelle stimuliert, können die Fortsätze kollabieren, und genau dies geschieht beim Vergessen. Die dendritischen Fortsätze an den äußeren Enden der Neurone sind also die für Information zuständigen Bits unseres Gedächtnisses.

Form und Größe der Fortsätze sind von so entscheidender Bedeutung für die Hirnfunktion, dass sie über verschiedene molekulare Programme verfügen, die einzig und allein dem anspruchsvollen Prozess ihrer Größenregulierung dienen. Alle Neurone im Gehirn haben diese Programme, doch der Einfachheit halber werde ich die Neurone, die für Gedächtnisinhalte zuständig sind, „Gedächtnis-Toolbox“ nennen. Es braucht nicht nur eine Menge Energie, um Fortsätze zu vergrößern, sondern dies muss auch gezielt geschehen. Würden sie zu groß, würden die Neurone von den Fortsätzen gestört und ihre Kommunikation wäre statisch oder unverständlich. Eine übermäßige Vergrößerung der Fortsätze könnte dazu führen, dass die Lautstärke, in der Neurone kommunizieren, zu groß wird und in ein Schreien oder unverständliches Kreischen mündet. Um dies zu verhindern, vergrößert die Gedächtnis-Toolbox die Fortsätze auf energiesparende und sehr differenzierte Art und Weise.

Karls Fähigkeit, einen Gedächtnisinhalt zu bilden, der eine Verbindung zwischen dem Gesicht und dem Namen seiner Klientin herstellt, beruhte nicht auf zwei Neuronen. Der Gedächtnisinhalt entstand, als die Millionen Neurone, die für die Kodierung ihres Gesichts zuständig waren, ihre Verbindungen mit den Millionen Neuronen, die für die Kodierung ihres Namens zuständig waren, stabilisierten. Die Verknüpfung separater Stimuli ist ein zentraler Aspekt des Gedächtnisses. Ihnen fallen sicher viele eigene komplexe Gedächtnisinhalte ein, die eine Vielzahl sensorischer Elemente miteinander verbinden. Karls Fähigkeit, den Namen neuer Klient*innen mit deren Gesicht zu verknüpfen, gilt als stichhaltiger Beweis für die Funktion des assoziativen Gedächtnisses, und für Neurowissenschaftler*innen ist die Verknüpfung von Gesichtern und Namen ein beliebtes Phänomen für Laboruntersuchungen. Bei der Verknüpfung wird vermeintlich eine Verbindung zwischen zwei einfachen Komponenten hergestellt. Doch wenn man Gesichter sieht und Namen hört, müssen zwei separate sensorische Eindrücke miteinander verknüpft werden, von denen jeder in einem anderen Hirnareal verarbeitet wird.

Wir nehmen ein Gesicht als Ganzes wahr, doch damit wir seine Besonderheiten erkennen können, muss das Gehirn zuvor seine einzelnen Komponenten rekonstruieren, beispielsweise wie jedes Merkmal aussieht und wie die Merkmale im Gesicht angeordnet sind. Wenn wir einen Namen hören, muss ein anderer Teil des Gehirns den ganzen Namen aus einzelnen auditiven Komponenten rekonstruieren. Die Verknüpfung von Gesichtern und Namen, die vermeintlich automatisch und verblüffend einfach vonstatten geht, fordert die volle Leistung des assoziativen Gedächtnisses.

Zum Glück ist die Verknüpfung von Gesichtern und Namen im Labor leicht durchzuführen. Wir generieren verschiedene Gesichter und eine Liste mit Namen und präsentieren die Stimuli in unterschiedlichen Kombinationen, unterschiedlicher Dauer und in unterschiedlicher Reihenfolge. Dabei untersuchen wir jedes Stadium des Prozesses, das zur Bildung des assoziativen Gedächtnisses beiträgt. Die Verknüpfung von Gesichtern und Namen ist vergleichbar mit Schmetterlingshalterungen: ein normalerweise blitzschnell ablaufender dynamischer Prozess wird angehalten und die instabile Komplexität von Gedächtnisprozessen präzise und detailliert beobachtet. Aus diesem Grund haben viele Labore, auch mein eigenes, experimentelle Protokolle entwickelt: per Magnetresonanztomografie wird die Hirnaktivität von Versuchspersonen in verschiedenen Situationen aufgezeichnet während die Versuchsperson sich Gesichter anschaut oder Namen hört, getrennt oder zusammen, und während ihr eins von beiden präsentiert wird und sie sich an das andere erinnern soll. Karls Problem konnte also beobachtet und untersucht werden.

Aufgrund dieser Untersuchungen weiß ich, was in Karls visuellem, im hinteren Bereich des Gehirns gelegenen Cortex passierte, als er seiner neuen Klientin zum ersten Mal begegnete. Das Gehirn zerlegt zuerst jedes komplexe Phänomen in seine Bestandteile, die dann von den zuständigen Hirnarealen wieder rekonstruiert werden. Dieser Rekonstruktionsprozess orientiert sich an dem Prinzip „hub-and-spoke“ (der Speichenarchitektur) großer Airlines: regionale Schwerpunkte konvergieren in einem zentralen Schwerpunkt. Der visuelle Cortex, der für visuelle Informationen zuständig ist, fungiert wie ein regionaler Schwerpunkt und rekonstruiert die Merkmale des Gesichts einer Person aus elementaren visuellen Merkmalen wie Farbe und Form. Diese untergeordneten Schwerpunkte konvergieren in zentralen Schwerpunkten und diese wiederum in einem übergeordneten zentralen Schwerpunkt, wo das Ganze – in Karls Fall das Gesicht seiner Klientin – rekonstruiert wird.

Als Karl zum ersten Mal den Namen seiner Klientin hörte, rekonstruierte sein auditiver Cortex nach dem oben beschriebenen Prinzip die auditiven Elemente, die ihren Namen an einem zentralen Schwerpunkt in seinem Cortex reproduzierten.

Mithilfe einer Magnetresonanztomografie lassen sich die anatomischen Koordinaten einer jeden Ebene genau ermitteln, die an Karls Rekonstruktion des Gesichts und des Namens seiner Klientin beteiligt waren. Wenn ich meine Kolleg*innen im Bereich der Neurochirurgie bitten würde, eine Elektrode auf jeder Ebene zu installieren und damit die untergeordneten Schwerpunkte zu stimulieren, würde kein Gesicht oder Name rekonstruiert. Nur wenn die Neuronen in den zentralen Schwerpunkten elektronisch stimuliert werden, würde Karl das Gesicht seiner Klientin sehen und ihren Namen hören.

Die zentralen Schwerpunkte konvergieren im hinteren Bereich, wo Gedächtnisinhalte abgespeichert werden (Abbildung 3). Die unmittelbar benachbarten Neurone der zentralen Schwerpunkte sind über Synapsen miteinander verbunden. Werden diese Neurone gleichzeitig ausreichend stark stimuliert, öffnen sich die Gedächtnis-Toolboxen in den Neuronen und die Tools werden aktiviert. Sobald die Vergrößerung der Fortsätze abgeschlossen ist, werden die Schwerpunkte für Gesicht und Namen miteinander verknüpft. Als Karl seiner Klientin noch einmal begegnete, wurden seine für Namen zuständigen Neurone aktiviert und er erinnerte sich an ihren Namen, bzw. so war es zumindest, als Karls Gedächtnis jünger war.

Möglicherweise haben Läsionen an irgendeiner Stelle im Bereich von Karls visuellem und auditivem Cortex seine Fähigkeit beeinträchtigt, sich an Namen zu erinnern. Beispielsweise könnte es sein, dass ein Schlaganfall oder ein Tumor an den Schwerpunkten der untersten Ebene

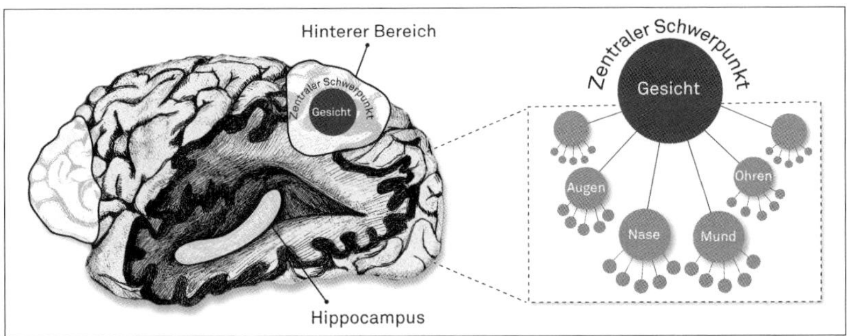

Abbildung 3: Die Rekonstruktion sensorischer Informationen

die Weiterleitung an die Schwerpunkte der höheren Ebene blockiert und damit auch die Rekonstruktion von Gesichtern oder Namen verhindert hat. Aber diese Beeinträchtigung der sensorischen Weiterleitung würde mehr bewirken als die sensorischen Stimuli daran zu hindern, ihre zentralen Schwerpunkte zu erreichen; sie würde eine sogenannte cortikale Blindheit bzw. Taubheit verursachen. Seltene neurodegenerative Erkrankungen können dazu führen, dass Schwerpunkte der mittleren Ebene nicht richtig funktionieren und absterben, in der Folge die Rekonstruktion von Gesichtern oder Namen verhindern und bei den Patient*innen zu Fehlwahrnehmungen führen. Läsionen können auch den höchsten zentralen Schwerpunkt beeinträchtigen. Betrifft die Verletzung den für Gesichter zuständigen zentralen Schwerpunkt, sind die Patient*innen nicht in der Lage, Gesichter zu erkennen, und zwar nicht nur bestimmte Gesichter, sondern Gesichter im Allgemeinen. Diese Störung wird als Prosopagnosie bezeichnet. (Mehr Informationen über diese faszinierende Krankheit finden Sie in der großartigen Arbeit meines ehemaligen Kollegen und brillanten Neurologen Oliver Sacks[4], den ich sehr vermisse.)

Karls neurologische Untersuchung schloss eine Verletzung seines visuellen oder auditiven Cortex aus. Zur weiteren Abklärung plante ich eine Magnetresonanztomografie, doch aufgrund meiner ersten Evaluation musste ich weitere anatomische Ursachen seines Vergessens überprüfen. Ich bat Karl, mir mehr über seine Symptome zu erzählen und er schilderte die gleiche Situation: einige Monate nach ihrer ersten Begegnung traf er seine neue Klientin auf einer belebten Straße in Manhattan.

Ihr Name fiel ihm dann doch noch ein, sagte er, aber nicht sofort, und er musste sich mehr anstrengen als in der Vergangenheit, als ihm Namen – oder Baseball-Statistiken, Gedichte und Schadensersatzfälle – im Nu einfielen. Daran konnte ich erkennen, dass die Verbindungen zwischen den für Gesichter und Namen zuständigen zentralen Schwerpunkten in Karls Gehirn immer noch intakt waren, allerdings nicht mehr so einwandfrei funktionierten wie früher.

Karls Bemerkung, dass er sich sofort an Dinge erinnern kann, war äußerst aufschlussreich. Vieles im Gedächtnis läuft unterbewusst ab – z. B. mein erworbenes Gedächtnis für motorische Fähigkeiten, das es mir ermöglicht, diesen Satz zu tippen – und Gedächtnisinhalte jedweder Art nutzen das Prinzip der synaptischen Plastizität, um die Verbindungen zwischen den Neuronen zu stabilisieren. Gedächtnisinhalte, an die wir uns bewusst erinnern können, heißen „explizite Gedächtnisinhalte" und werden gebildet durch die Verknüpfung von mehreren zentralen Schwerpunkten. Als Karl seiner Klientin zum ersten Mal begegnete, sah er nicht nur ihr Gesicht und hörte nicht nur ihren Namen. In die Begegnung flossen auch sämtliche Besonderheiten des Ortes ein, an dem er ihr zum ersten Mal begegnete – seine Kanzlei –, und die Tageszeit, zu der die Begegnung stattfand. Es hätten auch andere Wahrnehmungen sein können, etwa der Duft ihres Parfüms. Jede Komponente wurde in einem anderen zentralen Schwerpunkt von Karls Cortex rekonstruiert und alle konvergierten in dem hinteren, für die Speicherung von Gedächtnisinhalten zuständigen Areal, alle stabilisierten diese Verknüpfung, vorausgesetzt sie wurden gleichzeitig wahrgenommen. Je stärker die Verbindung zwischen diesen Komponenten ist, desto intensiver meldet sich die explizite Erinnerung an seine Klientin in Karls Bewusstsein.

Die Stabilität dieser Verbindung ist abhängig von einer besonderen Struktur im Gehirn, dem Hippocampus. Wir haben zwei Hippopcampi: gekrümmte, zylindrische Strukturen, so groß wie der kleine Finger, die sich am unteren Ende der Temporallapen befinden. Die Anatomen im 16. Jahrhundert orientierten sich bei der Bezeichnung neu entdeckter Gehirnstrukturen oft an ihren von der Renaissance beeinflussten Vorstellungen und für sie sah der C-förmige Hippocampus wie ein Seepferdchen aus. Wegen seiner eleganten Form haben die Anatomen lange gerätselt, welche Funktion der Hippocampus wohl haben könnte, bis in den

1950er-Jahren Neurochirurgen versuchten, die schweren Anfälle eines 24-Jährigen mit unheilbarer Epilepsie zu kontrollieren und zu diesem Zweck Teile seines Gehirns entfernten, nämlich seine Hippocampi. Nach der Operation hörten die Anfälle auf, doch der Patient konnte keine bewusst zugänglichen Gedächtnisinhalte mehr bilden, eine Fähigkeit, die einige Monate vor der Operation noch weitgehend intakt war, genauso wie die Fähigkeit, unterbewusste Gedächtnisinhalte zu nutzen (etwa neue motorische Fertigkeiten anzuwenden).

Als eine neue Ärztin ihn behandelte, konnte er sich mit ihr unterhalten und sie korrekt mit ihrem Namen ansprechen, solange sie im Zimmer blieb. Die Verknüpfung und Weiterleitung in seinem sensorischen Cortex funktionierten also normal. Doch wenn die Ärztin ein paar Minuten aus dem Zimmer ging und dann zurückkehrte, konnte der Patient sich nicht nur nicht an ihren Namen erinnern, sondern ihm war nicht bewusst, dass er sie kannte. Diese schwere Form des pathologischen Vergessens trat sogar dann auf, wenn er den Arzt, der ihn schon jahrzehntelang behandelte, regelmäßig wieder sah. Es gelang ihm nie wieder, ein Gesicht einem Namen zuzuordnen bzw. cortikale Schwerpunkte miteinander zu verknüpfen. Nie wieder würde ein neuer Kontext, ein neues Ereignis oder ein neuer Ort spontan aus seinem bewusst zugänglichen Gedächtnis auftauchen. Nach seiner Operation lebte er noch über 50 Jahre, ohne erkennbar unter diesem zweifellos entsetzlichen Zustand psychisch zu leiden. Es war ihm nicht bewusst, dass er alles vergaß.

Da der Patient gestorben ist, dürfen wir seinen Namen nennen: Henry Molaison. Seine Initialen erscheinen immer noch in der Literatur, wenn von ihm die Rede ist und selbst Jahrzehnte später wird auf seinen Fall immer noch Bezug genommen. Obwohl die Operation in bester Absicht durchgeführt wurde, gehört die Zerstörung der kognitiven Fähigkeiten von H. M. nicht zu den Ereignissen in diesem Bereich, auf die man stolz sein kann. Doch sein Vermächtnis lebt weiter und hat eine neue Ära im Bereich der kognitiven Wissenschaften im Allgemeinen und der Erforschung des Gedächtnisses im Besonderen eingeleitet.[5] Nachdem Jahrzehnte vergangen sind und eine Fülle von Studien durchgeführt wurden, wissen wir heute besser, um nicht zu sagen sehr genau, welche Rolle der Hippocampus beim Aufbau neuer, bewusst zugänglicher Gedächtnisinhalte spielt.

Die Verknüpfung von Informationen über sämtliche zentrale Schwerpunkte hinweg ist ein langsamer, gezielter Prozess. Die Fortsätze ihrer Neurone, jener Neurone, die die Schwerpunkte miteinander verbinden, vergrößern sich, wenn sie stimuliert werden; die Vergrößerung ist äußerst fragil und instabil. Werden diese Neurone nicht kontinuierlich stimuliert, verkleinern sie sich wieder. Wie unaufmerksame Erstklässler gelten die Neurone in den zentralen Schwerpunkten als „langsame Lerner", was Gedächtnisinhalte anbelangt. Der Hippocampus gleicht diese Instabilität der Synapsen aus und fungiert als engagierter, aber strenger Lehrer, der diesen widerspenstigen neuen Fortsätzen geduldig beibringt, sich zu stabilisieren und die Schwerpunkte anweist, ein bewusstes Gedächtnis zu bilden. Sobald die zentralen Schwerpunkte instruiert sind und das hintere Gehirnareal ein bewusstes Gedächtnis gebildet hat, wird der Lehrer – der Hippocampus – nicht mehr gebraucht und steht für andere Dinge zur Verfügung.

Die Geheimnisse des cortikalen Trainingsprogramms vonseiten des Hippocampus wurden durch zwei wichtige Erkenntnisse gelüftet (Abbildung 4). Erstens: Zwischen dem Hippocampus und jedem einzelnen zentralen Schwerpunkt im Cortex besteht eine direkte kommunikative Verbindung, die wie eine altmodische Telefonzentrale funktioniert. Diejenigen der zentralen Schwerpunkte, die die Komponenten einer Situation verkörpern – sensorische Elemente, Tageszeit, Ort – melden sich im Hippocampus, wobei jeder Schwerpunkt andere Abschnitte der Neurone im Hippocampus stimuliert. Zweitens: Die Neurone des Hippocampus vergrößern die Fortsätze der Dendriten anders als die Neurone der cortikalen Schwerpunkte. Die Neurone des Hippocampus sind schnelle Lerner, die sich bei intensiver Stimulation schnell zu neuen, sehr stabilen, vollwertigen Fortsätzen vergrößern.

Als Karl seiner Klientin zum ersten Mal begegnete, meldeten sich die zentralen Schwerpunkte, die für diese Situation zuständig waren – Gesicht, Name und sonstige relevante Elemente – gleichzeitig in seinem Hippocampus, wobei jeder Schwerpunkt andere Abschnitte der Neurone im Hippocampus stimulierte. Wären diese Abschnitte im Hippocampus die Tasten auf einer Klaviertastatur, dann würde die Begegnung mit der Klientin in Karls Hippocampi eine aus vielen Gedächtnisnoten bestehende Saite anschlagen. Da die Neurone im Hippocampus sich schnell mit-

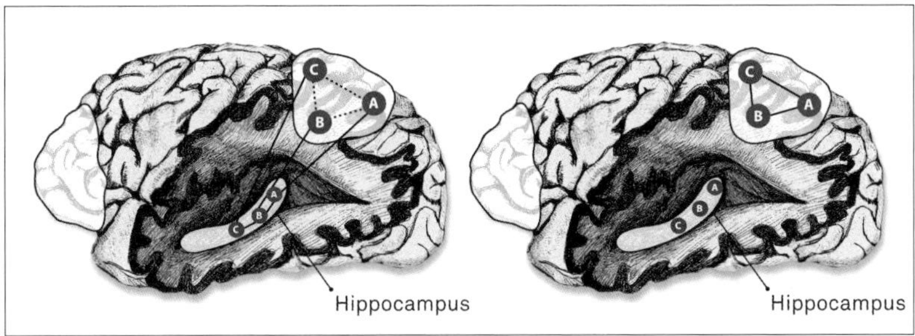

Abbildung 4: Der Hippocampus und die Bildung von Gedächtnisinhalten. Linkes Bild: Hippocampus während des Trainings; rechtes Bild: Hippocampus nach dem Training.

einander verknüpfen, fungiert der Hippocampus nach einer solchen Situation noch für eine kurze Zeit als indirekter Vermittler, der die zentralen Schwerpunkte miteinander verbindet. Sobald der Hippocampus die volle Aufmerksamkeit aller zentralen Schwerpunkte hat, die bei der ersten Begegnung aktiv waren, kann er mit seiner Lektion beginnen; er tut dies, indem er sich an der Stimulation eines jeden Schwerpunkts beteiligt. Nach einigen Wochen geben die Fortsätze der Dendriten in den Schwerpunkten allmählich ihren natürlichen Widerstand gegen das Lernen und die Bildung stabiler Fortsätze auf. Ab diesem Zeitpunkt ist das bewusst zugängliche Gedächtnis unabhängig vom Hippocampus, und das ist auch gut so, denn die Neurone des Hippocampus bauen ihre neuen Fortsätze genauso schnell ab wie sie sie aufbauen, so als würde der Hippocampus nach Beendigung seiner pädagogischen Arbeit das Lernmaterial aus seinen Unterlagen entfernen und vernichten.

Dies erklärt, weshalb H. M. seine Hippocampi nicht brauchte, um sich an alte Gedächtnisinhalte zu erinnern: sein Cortex war intakt und alle älteren Gedächtnisinhalte hatten bereits das vom Hippocampus durchgeführte Trainingsprogramm absolviert. Doch nach der Entfernung seiner Hippocampi konnte sein Gehirn keine neuen, bewusst zugänglichen Gedächtnisinhalte mehr bilden. Der Fachbegriff für dieses Phänomen lautet „anterograde Amnesie". Aber H. M. hatte auch eine „retrograde Amnesie" (die Unfähigkeit, sich an alte Gedächtnisinhalte zu erinnern), d.h. er konnte sich nicht an Dinge erinnern, die einige Monate vor seiner Operation passiert waren. Dieses Fenster der retrograden Amnesie war nicht homogen: Dinge, die in den vergangenen Wochen passiert waren, hatte er vollständig vergessen und an Dinge, die in den vergangenen Monaten passiert waren, erinnerte er sich partiell. Wir sprechen von einer echten, homogenen retrograden Amnesie, wenn die zuvor im hinteren Hirnareal gespeicherten Gedächtnisinhalte zerstört werden – wenn entweder die Informationen in den zentralen Schwerpunkten vernichtet werden oder die Verbindungen zwischen den zentralen Schwerpunkten abbricht. Ein solch totaler Verlust aller Gedächtnisinhalte kommt selten vor, wird aber gerne in Seifenopern thematisiert.

Karls Hippocampi kamen als potenzielle Ursache seines pathologischen Vergessens in Betracht, doch auch sein präfrotales Hirnareal, das den Zugang zu und das Auffinden von im vorderen Hirnareal gespeicherten Gedächtnisinhalten ermöglicht. Der Hippocampus ist so etwas wie die Taste für die Speicherfunktion des Computers. Wenn Sie auf diese Funktion klicken, wie ich es gerade getan habe, werden Informationen vom temporären in das Langzeitgedächtnis transferiert, vom Computerbildschirm zur Festplatte. Wenn Ihnen Ihr PC schon einmal abgestürzt ist, bevor Sie die Informationen auf dem Bildschirm abspeichern konnten, haben Sie eine Ahnung davon, wie das Leben von H. M. ausgesehen hat. Solange er bei seiner Ärztin im Sprechzimmer war, konnte er sich an ihren Namen und an alles, was er in dieser Situation wahrnahm, erinnern. Doch sobald seine Aufmerksamkeit nachließ – was passierte, wenn die Ärztin für einige Minuten das Zimmer verlassen musste – waren die Informationen nicht mehr zugänglich. Fokussierte Aufmerksamkeit ist die kognitive Entsprechung Ihres Computerbildschirms, wenn er angestellt ist. Sie können sich an Informationen erinnern, solange die Datei, in der die Informationen gespeichert sind, geöffnet ist – solange Sie Ihre Aufmerksamkeit darauf richten. Schweift Ihre Aufmerksamkeit ab, und sei es auch nur kurz, wird der PC quasi abgeschaltet. Wenn Sie die Informationen noch gar nicht in den Langzeitspeicher übertragen haben, was der Aufgabe des Hippocampus entspricht, sind die Informationen für immer verloren.

Anders als das hintere Hirnareal ist das präfrontale Hirnareal die Taste, die das Betriebssystems Ihres Computers öffnet. Wenn Sie sie anklicken, können Sie durch die abgespeicherten Dateien scrollen, die richtige auswählen und auf den Bildschirm holen. Der präfontale Cortex tut das Gleiche: er scrollt durch die Gedächtnisinhalte im cortikalen Speicher und ruft sie ins Gedächtnis zurück.

Der Vergleich mit dem Computer ist gut, aber, wie alle Vergleiche, nicht perfekt. Anders als bei der Speicherung von Dokumenten im Computer, dauert die Speicherung von Gedächtnisinhalten im Hippocampus Wochen, was erklärt, weshalb die Fähigkeit, sich an neue, bewusst zugängliche Gedächtnisinhalte zu erinnern, bei einzelnen Menschen so unterschiedlich ausgeprägt ist. Bei einigen Menschen, wie bei Karl in jungen Jahren, funktioniert der Hippocampus effizienter als bei anderen. Sie können ohne den Befehl zum Öffnen überhaupt *keine* Dateien in Ihrem Computer öffnen – der Computer selbst hat keinen Zugriff auf gespeicherte Inhalte – doch Patient*innen, deren präfontales Hirnareal aufgrund seltener Erkrankungen oder traumatischer Unfälle kaum noch funktioniert oder sogar gänzlich versagt, verfügen immer noch über die Fähigkeit, vor dem Ereignis abgespeicherte Gedächtnisinhalte aufzufinden und abzurufen; bei ihnen geht es allerdings langsamer und nicht ganz so präzise.

Um noch einmal den Vergleich mit dem Lehrer zu bemühen: Ist der Hippocampus der Lehrer, dann ist der präfrontale Bereich der Bibliothekar. Das Auffinden eines Gedächtnisinhalts ist vergleichbar mit dem Auffinden eines Buches in der Schulbibliothek. Sie können das gesuchte Buch vermutlich auch ohne die Hilfe des Bibliothekars finden, aber ein guter Bibliothekar kann die Suche verkürzen.

Am Ende von Karls erster Sitzung vermutete ich die Ursache seiner Fehlfunktion entweder im Hippocampus, der als Lehrer fungiert, oder im präfrontalen Cortex, der die Aufgabe eines Bibliothekars wahrnimmt. Theoretisch kann eine Fehlfunktion in einem dieser beiden Bereiche die gleichen Probleme auslösen. In unserem Beruf gibt es einige Tricks, um herauszufinden, welche Region bei Karl betroffen ist. Ich fragte ihn, ob er nur die Namen von Klient*innen vergisst, deren Bekanntschaft er in letzter Zeit gemacht hat, oder auch die Namen von denen, die er schon seit Jahren kennt. Wäre die Fehlfunktion im präfrontrale Cortex, dann hätte er Schwierigkeiten mit dem Zugang zu neuen und alten Gedächtnisinhalten. Hätte er nur Probleme, sich an die Namen neuer Klient*innen zu erinnern, wäre der Hippocampus die Ursache.

Ich fragte Karl auch, ob er Wortfindungsprobleme hat. Bis wir junge Erwachsene sind, ist der größte Teil unseres muttersprachlichen Vokabulars in unserem Cortex abgespeichert. Die meisten kennen wohl das frustrierende Gefühl, wenn es uns nicht gelingt, ein passendes Wort zu finden oder uns an einen Teil eines Satzes oder einer Geschichte zu erinnern, was uns später dann spontan doch glückt. Häufen sich solche Situationen, vermuten Neurolog*innen sofort ein Problem im präfrontalen Cortex.

Ich fragte Karl auch, ob er Probleme hat, Orte wiederzufinden. Der Hippocampus registriert nämlich nicht nur die sensorischen Komponenten einer Situation, sondern er registriert auch perfekt die örtlichen Komponenten, z. B. die Kanzlei, wo Karl seiner Klientin zum ersten Mal begegnete. Ich frage die Patient*innen auch oft, ob sie manchmal vergessen, wo sie ihr Auto geparkt haben, welchen Weg sie fahren müssen oder wo sie ihre Schlüssel deponiert haben. Wenn Sie ein Shopping-Center verlassen und genau wissen, wo Sie Ihr Auto abgestellt haben, oder wenn Sie morgens zur Arbeit gehen und genau wissen, wo sich Ihre Schlüssel befinden, dann ist dies das Werk Ihres Hippocampus. Stellen sich mit der Zeit Schwierigkeiten in diesem Bereich ein, signalisieren Ihre Hippocampi Ihnen, – und warnen mich, Ihren Neurologen –, dass ihre Funktion dabei ist, sich zu verändern.

Karl blieb hartnäckig: Er vergesse nie die Namen seiner älteren Klient*innen und habe dank seines umfangreichen Wortschatzes keine Wortfindungsschwierigkeiten. Immerhin räumte er ein, dass er manchmal Schwierigkeiten hat, sich zu orientieren, wenn er beispielsweise nach dem Besuch einer Mall mit seinem Enkel nicht mehr so ganz genau weiß, wo er sein Auto geparkt hat. Er hatte immer die Größe der Mall und die vielen Leute darin für sein Versagen verantwortlich gemacht, doch im Nachhinein musste er zugeben, dass sein 23-jähriger Enkel keine Probleme hatte, sich zu erinnern, wo das Auto abgestellt war.

Am Ende der ersten Sitzung war ich mir ziemlich sicher, wo Karls kognitives Problem lag. Sein Leben lang hatten Karls Hippocampi sich laut bemerkbar gemacht und so den zentralen Schwerpunkten in seinem Cortex ermöglicht, neue Gedächtnisinhalte schneller und besser zu speichern als seine Altersgenossen. Für seine Vergesslichkeit war der Hippocampus verantwortlich, der zwar noch funktionierte, aber nicht mehr so effizient wie in Karls jungen Jahren.

„Schön“, sagte Karl, als ich versuchte, ihm meine Einschätzung zu erläutern. „Dr. Small, ich beglückwünsche Sie zu Ihren anatomischen

Kenntnissen, doch was ist die Ursache?" Ich bat ihn um Geduld und versprach, dass er diese nach der Durchführung weiterer Tests bei seinem nächsten Besuch erfahren würde.

Die Ursache der nachlassenden Funktion des Hippocampus können in seltenen Fällen erkennbare strukturelle Läsionen sein, die von einem Schlaganfall oder einem Tumor stammen, oder auch ein Hormon- oder Vitaminmangel, was auch nicht oft vorkommt. Mit einer MRT und Bluttests konnte ich diese Möglichkeiten ausschließen. Der wichtigste Test in Fällen wie dem von Karl ist eine genaue neuropsychologische Untersuchung durch einen Neuropsychologen. Diese Untersuchung erinnert an die nervigen Intelligenztests, die Sie vielleicht auch kennen; sie umfasst verschiedene Papier und Bleistift-Tests sowie computergestützte Tests, die Auskunft über die Funktion der für die Kognition zuständigen Areale des Gehirns geben sollen. Zu den für die „Kognition zuständigen Arealen" zählen diejenigen, die mit dem Gedächtnis, aber auch mit Sprache, mit Rechnen, der Fähigkeit, Objekte an Ort und Stelle gezielt zu beeinflussen oder mit abstraktem Denken zu tun haben. Im Laufe von Jahrzehnten wurden diese Tests standardisiert und einer großen Anzahl von Patient*innen vorgelegt, die sich in puncto Alter, Geschlecht, Bildung und Ethnie unterschieden. Die Tests ermitteln die Kognition beinahe so objektiv wie ein von einem Kardiologen durchgeführtes EKG. Bei Karl ergaben die Tests, dass sein präfrontaler Cortex völlig in Ordnung ist, seine Hippocampi jedoch nicht ganz so gut funktionieren wie sie sollen. Da diese Tests schon so vielen Personen vorgelegt wurden, auch solchen, die Karl in puncto Alter und Bildung ähnlich waren, kann ein Neurologe sich ein Bild davon machen, wie gut Karls Hippocampi funktionierten, als er jünger war. Die Funktion von Karls Hippocampi war zwar nicht schlechter als die anderer 70-Jähriger, lag aber deutlich unter der Leistung der Hippocampi von jüngeren Leuten mit seinen demografischen Besonderheiten. Karl hatte eine altersbedingte Gedächtnisschwäche, deren Ursache der Hippocampus war.

Es gibt zwei Gründe, weshalb sich die vom Hippocampus abhängige Gedächtnisfunktion bei Siebzigjährigen verschlechtert: die Frühstadien der Alzheimer-Krankheit oder der normale Alterungsprozess. Die Alzheimer-Krankheit beeinflusst zuerst den Hippocampus und verursacht in den Frühstadien leichte Probleme, wenn es um die Bildung neuer, bewusst zugänglicher Gedächtnisinhalte geht. Im weiteren Verlauf erfasst die Krankheit auch andere Bereiche, wie z. B. den temporalen, parietalen und frontalen Cortex, was generalisierte und schwerere kognitive Defizite zur Folge hat – typische Merkmale einer Demenz. Doch die Funktionsfähigkeit des Hippocampus kann auch altersabhängig sein, also das zerebrale Pendant der Alterssichtigkeit, der ganz normale Verlust der Sehfähigkeit, den wir mit zunehmendem Alter alle erleben.

Derzeit gibt es noch keine Tests, die zuverlässig zwischen den Frühstadien der Alzheimer-Krankheit und dem normalen Alterungsprozess unterscheiden können, doch die ersten Schritte sind gemacht. Die Forscher*innen sind dabei, neue Tests zu entwickeln; diese sollen in der zerebrospinalen Flüssigkeit histologische Auffälligkeiten des Gehirns nachweisen, die typisch für die Alzheimer-Krankheit sind: Protein-Klumpen, sogenannte Amyloid-Plaques, und neurofibrilläre Knäuel. Wie genau diese Tests sind, wird gerade überprüft, aber sie werden auch bereits in der klinischen Praxis eingesetzt.

Ein anderer Ansatz, zwischen einem durch die Frühstadien der Alzheimer-Krankheit verursachten, disfunktionalen Hippocampus und dem normalen Alterungsprozess zu unterscheiden, ist der Tatsache zu verdanken, dass Neuropathologen irgendwann im vergangenen Jahrhundert feststellten, dass man einzelne Neurone färben kann. Mithilfe modernerer Methoden konnte gezeigt werden, dass der Hippocampus aus verschiedenartigen, miteinander verknüpften Bündeln von Neuronen besteht. Der Hippocampus ist demnach nicht nur eine bedeutende Hirnstruktur, sondern auch ein Schaltsystem, dessen einzelne Bereiche Knotenpunkte darstellen.[6] Diese Bereiche sind winzige neuronale Inseln, die gerade mal ein paar Quadratmillimeter groß sind. Man braucht also einen Hirnscanner mit einer Auflösung von unter einem Millimeter, um sie bei lebenden Patient*innen sichtbar zu machen. Mein Labor ist bekannt dafür, dass es die MRT-Hirnscanner ständig optimiert, um durch die verbesserte Auflösung Fehlfunktionen in den einzelnen Bereichen des Hippocampus besser erkennen zu können. Mithilfe dieser Methode haben wir herausgefunden, dass sowohl die Frühstadien der Alzheimer-Krankheit als auch der normale Alterungsprozess die Funktion des Hippocampus beeinträchtigen, allerdings in verschiedenen Bereichen. Derzeit werden die Hirnscans von Hunderten von Menschen, die über viele Jahre untersucht werden, evaluiert. Nur so erfahren wir, wie zuverlässig sie die Frühstadien der Alzheimer-Kranken von dem normalen Alterungsprozess unterscheiden können. Bald werden wir es wissen.

Doch für Karl war dies nicht schnell genug. Selbst bei Abwesenheit unwiderlegbarer Beweise eine möglichst exakte Diagnose zu stellen ist ärztliche Pflicht. Bei Karls nächster Sitzung lagen alle Testergebnisse vor; ich informierte ihn sachlich über beide Vermutungen und erklärte ihm auch, weshalb ich zu der klinischen Diagnose altersbedingter Gedächtnisverlust und nicht Alzheimer-Krankheit tendierte. Ich klärte ihn über die Schwierigkeiten auf, was die Sicherheit der Diagnose betraf, und erläuterte den aktuellen Stand der Forschung. Dann kamen Karls juristische Fähigkeiten zum Zug. Mit blitzschnell gestellten Fragen nahm er mich ins Kreuzverhör; er fragte, wie ich zu meiner Schlussfolgerung gelangt sei und verwies auf die Grenzen meines Wissens. „Was ist das Gedächtnis?“ fragte er. „Wie wird es gebildet?“ „Welche Aufgabe hat der Hippocampus?“

Unabhängig davon, wie man dieses Wortgefecht nennt, talmudisch, ein Debattierstil, den ich in meiner Jugend in Israel bei Yeshivas kennenlernte, oder sokratisch, der Stil des wissenschaftlichen Diskurses, ich habe nichts dagegen, mich daran zu beteiligen. Ich tue es sogar gerne, insbesondere wenn der Diskurs schlagfertig und intelligent geführt wird. Es war hilfreich, dass Karls rat-a-tat-tat mit dem skurrilen Humor eines Anwalts gewürzt war. Als er von dem Fall von H. M. erfuhr, hob er eine Augenbraue und fragte gut gelaunt, ob der Neurochirurg jemals dafür belangt wurde, dass er einen Patienten seiner Fähigkeit beraubt hatte, ein Gedächtnis zu entwickeln.

Karl war unzufrieden bezüglich des Unsicherheitsfaktors meiner Diagnose, aber auch erleichtert zu hören, dass ich bei ihm nicht die Alzheimer-Krankheit vermutete. Logischerweise fragte er dann nach Behandlungsmöglichkeiten für altersbedingten Gedächtnisverlust. Für Menschen, die im biomedizinischen Bereich arbeiten, stellt sich grundsätzlich die Frage, ob wir Ressourcen investieren und versuchen sollten, etwas zu heilen, was eine Begleiterscheinung des normalen Alterungsprozesses ist. Sollten wir stattdessen nicht lieber die Alzheimer-Krankheit intensiv erforschen, die nicht nur eine echte Krankheit, sondern letztendlich auch viel zerstörerischer ist?

Ich hatte eine Auseinandersetzung mit Vertretern der Pharmaindustrie, als ich mich 1999 in einem Interview über dieses Dilemma beklagte. Nachdem ich meine ersten Publikationen über die kognitiven Aspekte des Alterungsprozesses veröffentlicht hatte, wurde ich von CNN um ein Interview gebeten. Ich stellte dem Interviewer beiläufig die provokative Frage, ob wir „Viagra für das Gehirn" entwickeln sollten, was auch der Titel des Interviews war. Zwei Jahrzehnte ununterbrochene Erforschung der neurobiologischen Grundlagen der kognitiven Aspekte des Alterungsprozesses – und, was vielleicht noch wichtiger ist, der Konsequenzen für die Betroffenen und die Gesellschaft – waren ausschlaggebend für die Antwort auf diese Frage.

2009 wurde ich gebeten mitzuhelfen, ein Symposium über die kognitiven Aspekte des Alterungsprozesses zu organisieren, an dem Bioethiker*innen und Vertreter*innen der U. S. Food and Drug Administration (FDA) teilnahmen. Übereinstimmendes Ergebnis dieses und nachfolgender Meetings: Es ist sinnvoll und gerechtfertigt, Interventionen zur Behandlung des normalen altersbedingten Gedächtnisverlusts zu entwickeln, weil diese das Leben der Betroffenen, die heutzutage in kognitiver Hinsicht komplexer und anspruchsvoller sind als je zuvor, maßgeblich verbessern können. Genauso sinnvoll und gerechtfertigt wie es ist, zur Korrektur der Alterssichtigkeit Brillen zu entwickeln oder dieses Defizit sogar durch chirurgische Maßnahmen zu korrigieren, genauso angemessen ist es aus bioethischer Sicht, die kognitiven Aspekte des Alterungsprozesses zu verbessern.

Ich teile diese Ansicht, bin jedoch nach wie vor überzeugt, dass Interventionen, die den Lebensstil betreffen, wie z. B. eine Veränderung des Verhaltens oder der Ernährung, zur Behandlung der kognitiven Aspekte des Alterungsprozesses besser geeignet sind als Medikamente. Die kognitiven Aspekte des Alterungsprozesses betreffen uns alle. Da die Lebenserwartung auf der ganzen Welt ansteigt, sind die kognitiven Aspekte des Alterungsprozesses ein weltweites Problem. Interventionen, die den Lebensstil effizient beeinflussen, sind, wenn sie denn gefunden werden, besser geeignet als Medikamente und für alle zugänglich. Sie beeinflussen die biologischen Prozesse im Gehirn subtiler als Medikamente und passen somit besser zu der weniger heimtückischen Pathophysiologie der kognitiven Aspekte des Alterungsprozesses.

Mein Labor und andere haben untersucht, wie sich körperliche Betätigung und diätische Interventionen auf die kognitiven Aspekte des Alterungsprozesses auswirken, wieder andere Labore haben die Auswirkungen kognitiver Übungen untersucht.[7] Obwohl es Grund zu der Annahme gibt, dass sowohl die Ernährung als auch kognitive Übungen einen positiven Einfluss auf die kognitiven Aspekte des Alterungsprozesses haben, erfüllt derzeit nur körperliche Betätigung die Minimalstandards für eine klinische Empfehlung, die ich Karl dann auch nahelegte. Da ich mir ziemlich sicher war, dass ihm die Verschreibung eines Medikaments lieber gewesen wäre, machte ich mich auf ein erneutes freundschaftlich gemeintes Kreuzverhör gefasst, was ich auch verstanden hätte, denn schließlich kann man mit körperlicher Betätigung die kognitiven Aspekte des Alterungsprozesses nicht heilen. Doch wahrscheinlich war es die Erleichterung darüber, dass ich bei ihm nicht die Alzheimer-Krankheit vermutete oder dass ich meine Grenzen als Arzt freimütig anerkannte, die Karl milde stimmten. „Gut“, sagte er mit spöttischer Resignation. „Meine Frau wird sich freuen. Sie macht sich Sorgen wegen meines Gewichts.“

Ich empfahl ihm auch weitere Untersuchungen in meiner Klinik. Angesichts fehlender diagnostischer Tests und gesicherter medizinischer Befunde war eine kontinuierliche Beobachtung von Karls kognitiver und klinischer Entwicklung die beste Möglichkeit, meine Diagnose zu bestätigen oder zu widerlegen. Karl beschloss, an verschiedenen Forschungsstudien teilzunehmen, die das Memory Disorders Center durchführte. Die erste war eine vom National Institute of Health (NIH) finanzierte Beobachtungsstudie, die die Patient*innen über eine Zeit lang begleitete und wiederholt neuropsychologische Tests und MRTs durchführte. Die zweite war eine Autopsie-Studie am Lebensende, die, so erklärte ich ihm, die einzige Möglichkeit war, eine gesicherte Diagnose zu stellen und zudem den Vorteil bot, dass nach dem Tod für Untersuchungen dringend benötigtes Hirngewebe zur Verfügung stand. Er war sofort einverstanden und erklärte in einer Lautstärke, die ich mittlerweile als typisch für Karl empfand, er sei begeistert, sein Gehirn „der Wissenschaft!“ zu spenden – ironisch verbrämte, gespielte Tapferkeit, um die Angst zu kaschieren – in diesem Fall die Angst um seine Kinder und Enkelkinder. Denn sollte die Autopsie ergeben, dass er die Alzheimer-

Krankheit hat, so seine Befürchtung, könnte er diese über seine Gene an sie weitergeben.

Karl kam alle sechs Monate in meine Praxis, wie immer piekfein angezogen, wie immer durch mein Wartezimmer stolzierend, wie immer ein angenehmer Anblick. Stets erkundigte er sich bei mir nach Möglichkeiten zur Verbesserung der Gedächtnisleistung, angefangen von Nahrungsergänzungsmitteln bis hin zu Meditation und Yoga, und zum Beweis brachte er meistens die neuesten Zeitungsausschnitte mit. Da ich offen für alles bin und angesichts der Ignoranz unserer Disziplin auch vorsichtig, überprüfte ich seine Vorschläge immer, lud die Primärpublikationen, die kognitive Verbesserungen versprachen, herunter und las sie. Einige waren glaubhafter als andere, doch keine erfüllte die Standards für eine offizielle klinische Empfehlung. Wenn sie harmlos waren, riet ich ihm, sie auszuprobieren und mir davon zu berichten. Nichts half, obwohl Karl überraschenderweise – oder vielleicht auch nicht – Gefallen an Meditation fand und dabei blieb. Karl wurde alle zwei Jahre klinisch untersucht, bis er elf Jahre später an Herzproblemen starb. Die Fehlfunktion von Karls Hippocampus – sein Gedächtnisverlust – hatte sich etwas verschlechtert, jedoch keine anderen Hirnareale befallen, und hatte nie zu schweren kognitiven Beeinträchtigungen oder Demenz geführt, was die Diagnose normaler, nicht krankhafter, altersbedingter Gedächtnisverlust bestätigte.

Die Autopsie brachte die Gewissheit. Nachdem sie abgeschlossen war, fuhr ich mit zwei verschiedenen Aufzügen in die Pathologie, die in dem fensterlosen Kellergeschoß unseres Krankenhauses untergebracht ist, um mir zusammen mit unserem Neuropathologen Karls Gehirnregionen anzuschauen. Ich beschäftige mich nun schon seit dreißig Jahren mit der Erforschung des Gehirns und mit diesem speziellen Gehirn seit elf Jahren. Doch man kann das Gehirn erforscht haben so lange wie man will, man empfindet immer große Ehrfurcht, wenn man das Gehirn eines verstorbenen Menschen betrachtet, den man gekannt hat. Kein noch so großes Wissen vermag eine Verbindung herzustellen zwischen diesem isolierten Gewebe und dem lebenden Menschen – egal aus wie viel Milliarden Neuronen es besteht, wie ausgeklügelt deren synaptische Verbindungen sind oder wie beeindruckend die Struktur ihrer Netzwerke ist.

Der Neuropathologe kannte Karl natürlich nicht und wusste nichts von den intellektuellen und emotionalen Beklemmungen, die der Anblick meines geschätzten Patienten in mir auslöste, dessen Hirnteile nun kalt und anatomisch korrekt auf dem fleckenlosen Stahl ausgebreitet waren. Als wären es die Teile einer Leber oder Niere, schaute der Neuropathologe sich unter dem Mikroskop nüchtern Karls Gehirn an, Schnitt für Schnitt und dann einzelne Teile. Er fand weder Amyloid-Plaques noch ausgedehnte neurofibrilläre Knäuel in Karls einst so rührigen Hippocampi und auch keine Risse im Cortex, geschweige denn die Alzheimer-Krankheit.

Selbst in Bestform war Karls Gedächtnis nicht perfekt. Nachdem ich Karls Hang zur Literatur erkannt hatte, gab ich ihm bei einem seiner Besuche „Das unerbittliche Gedächtnis" zu lesen. Er fand, der Text sei gut geschrieben und er verstand auch, worum es ging, aber er hielt ihn bloß für eine geistreiche Parabel über die Hybris. Für ihn war ein fotografisches Gedächtnis weiterhin eine „großartige Sache", die er für erstrebenswert hielt. Ich hätte mir gewünscht, mithilfe des neu etablierten Wissensgebietes, das sich mit dem Vergessen beschäftigt und seit Karls Tod vor mehr als zehn Jahren wichtige Erkenntnisse veröffentlicht hat, meinen streitlustigen Freund überzeugen zu können, dass ein fotografisches Gedächtnis ein Fluch ist. Dank dieser Studien konnten die molekularen Abläufe in den Neuronen und Synapsen aufgeklärt werden, die das normale Vergessen aktiv steuern. Interessanterweise unterscheiden sich deren Befunde von denen der älteren und besser verstandenen Gedächtnisforschung, die aufgrund jahrzehntelanger Forschung postuliert hat, die Vergrößerung der Fortsätze der Dendriten sei für das Gedächtnis die entscheidende neuronale Leistung.

Die ersten Studien, die das Vergessen untersuchten, haben gezeigt, dass die neuronale Leistung lediglich die Umkehr des Prozesses ist – die Verringerung der Anzahl oder Größe der Fortsätze der Dendriten. Daher war es verständlich, dass man das Vergessen für eine Fehlfunktion des Gedächtnisses hielt, für ein passives Verkümmern der Prozesse, die bewirken, dass die Fortsätze größer werden. Diese Art von Vergessen kann – wie in Karls Fall – eine Begleiterscheinung des normalen Alterungsprozesses oder der Alzheimer-Krankheit sein, beides Spielarten des pathologischen Vergessens. Das normale Vergessen gehört nicht dazu. Neuere

Erkenntnisse verweisen auf eine ganz andere Gruppe von Molekülen, die eine Rolle beim normalen Vergessen spielen, ein molekulares Instrumentarium, das nichts mit der Vergrößerung der Fortsätze zu tun hat. Wird dieser „für das Vergessen zuständige Werkzeugkasten" geöffnet, werden die Fortsätze wieder abgebaut und deren Größe reduziert.[8]

Die Tatsache, dass die Natur voneinander getrennte molekulare Werkzeugkästen geschaffen hat, einen für das Gedächtnis und einen für das Vergessen, spricht gegen die weit verbreitete Ansicht, Vergessen sei die Folge eines schlechten Gedächtnisses. Dies heißt jedoch nicht unbedingt, dass normales Vergessen vorteilhaft ist – eine Schlussfolgerung, die ebenso verführerisch wie falsch ist. Die Natur hat uns schließlich auch mit einem Blinddarm ausgestattet. Es ist daher gut möglich, dass der für das Vergessen zuständige Werkzeugkasten gar keine sinnvolle Funktion hat und nur ein rudimentäres Relikt aus einer längst vergangenen Zeit ist. Aber es könnte auch schlimmer kommen, denn sollte sich herausstellen, dass er doch mehr als ein harmloses Relikt ist, könnte er in relativ neuen Umgebungen, die, kognitiv gesehen, hoch komplex sind und sich fortwährend verändern, auch Schaden anrichten. Sobald die Evolution sich in dem ihr eigenen, langsamen Tempo an diese neuen kognitiven Bedürfnisse angepasst hat, werden wir uns von diesem für das Vergessen zuständigen Werkzeugkasten befreien, der uns scheinbar nur Probleme bereitet. Wir werden sein wie Computer-Clouds mit Gehirnen, die ein potenziell unendliches Gedächtnis haben und nichts vergessen.

Doch wie neuere Studien zeigen, hat der für das Vergessen zuständige molekulare Werkzeugkasten doch einen Sinn, denn er bietet einen Vorteil, der perfekt auf unsere komplexe Welt zugeschnitten ist. Auf kognitiver Ebene ist das Vergessen ein Geschenk. Wir wissen heute mehr über die Prozesse, die für die Plastizität der Synapsen verantwortlich sind; mit anderen Worten für die sich erfahrungsabhängig verändernde Stabilität der neuronalen Verbindungen. Genau wie ein Automotor oder andere komplexe dynamische Systeme braucht die synaptische Plastizität etwas, das sie antreibt und etwas, das sie hemmt. Die Verkleinerung der Fortsätze übernimmt der für das Vergessen zuständige Werkzeugkasten; dabei geht er nach den gleichen beiden Regeln vor wie der Gedächtnis-Werkzeugkasten bei der Vergrößerung der Fortsätze – nur umgekehrt. Die Vergrößerung der Fortsätze erfolgt, wenn ein Neuron zeitgleich Inputs erhält, der Prozess der aktiven Verkleinerung der Fortsätze wird eingeleitet, wenn der Input mit der Zeit abnimmt oder das Neuron neue Inputs empfängt, die die früheren Inputs aufheben. So wie der für den Gedächtnisaufbau zuständige Werkzeugkasten die Fortsätze langsam, aber sicher vergrößert, so zuverlässig werden sie von dem für das Vergessen zuständigen Werkzeugkasten verkleinert.

Welchen Vorteil der für das Vergessen zuständige Werkzeugkasten hat, lässt sich gut durch Tierversuche mit Fliegen und Mäusen belegen; die Funktionsweise der in jedem Werkzeugkasten enthaltenen spezifischen Moleküle wird gezielt manipuliert und anschließend wird beobachtet, wie sich das Verhalten der Fliegen und Mäuse verändert. Molekulare Manipulationen dieser Art verbieten sich natürlich bei Menschen aus ethischen Gründen, doch es gibt spontane Genmutationen, die hier weiterhelfen können, wie ich in den nachfolgenden Kapiteln aufzeigen werde. Wir wissen nicht, ob Tiere, die ja nicht sprechen können, bewusst erleben, wie ein Gedächtnisinhalt plötzlich auftaucht, aber ich denke, dass Menschen, die ein Tier haben, davon überzeugt sind. Neurobiolog*innen haben entsprechende, mit den neuropsychologischen Tests für Menschen vergleichbare Aufgaben entwickelt, um Tiere und deren komplexe Gedächtnisinhalte im Labor untersuchen zu können.

Neurone und auch die so wichtigen Synapsen sehen bei allen Tieren fast identisch aus; selbst eine erfahrenere Neurobiologin hätte Schwierigkeiten, auf einem Bild die Neurone oder Synapsen einer Fliege, einer Maus und eines Menschen voneinander zu unterscheiden. Unsere Neurone haben die gleiche Anzahl von Molekülen und genau diese Moleküle, fast ausschließlich Proteine, regulieren die Struktur und Funktion der Zellen. Es überrascht nicht, dass die wichtigen Moleküle in den für die Gedächtnisbildung und in den für das Vergessen zuständigen Werkzeugkästen in allen Neuronen bei sämtlichen Tieren fast identisch sind. Was passiert, wenn die für das Vergessen zuständigen Moleküle inaktiviert werden, das normale Vergessen auf molekularer Ebene also verhindert wird? Es kommt zu einem kognitiven und emotionalen Desaster. Werden die entsprechenden Moleküle reaktiviert und das Vergessen damit ermöglicht, verbessert sich auch das kognitive und emotionale Verhalten. In diesem Buch wird immer wieder darauf hingewiesen, wie das normale Gedächtnis und das normale Vergessen Hand in Hand arbeiten, um unser Gehirn zu entlasten und uns in die Lage zu versetzen, mit chaotischen und manchmal schmerzvollen Umgebungen erfolgreich umzugehen.

Wir lernen solange wir leben. Es tut mir leid, dass ich nicht die Möglichkeit hatte, Karl zu sagen, was ich heute weiß, und was diese neue Disziplin, die sich mit dem Vergessen beschäftigt, uns gelehrt hat: Dass es ein Segen für sein Gehirn war, vergessen zu können. Ich meine nicht dieses schnelle Vergessen, das er in höherem Lebensalter erlebte und das pathologisch ist, sondern die Art von Vergessen, die er schon in jungen Jahren kannte. Ein Gehirn mit einem Gedächtnis, das nichts vergisst, könnte besser Gedichte rezitieren und sich an Baseball-Statistiken erinnern. Ein Gehirn mit einem Gedächtnis, das nichts vergisst, wäre optimal in einer Welt, die sich nicht verändert – wie beispielsweise die von Bill Murray's Held in *Groundhog Day*, der mit immer gleich bleibenden Umgebungen konfrontiert wird. Ein solches Gehirn würde, ähnlich wie in einer Bibliothek die Bücher über Schadensersatzrecht, die leicht zugänglich sind und die man immer wieder findet, niemals den Schmerz eines erlittenen Leids vergessen. Doch ein Gehirn mit einem Gedächtnis, das nichts vergisst, würde, wie wir im nächsten Kapitel sehen werden, kläglich scheitern, wenn es darum geht, die Fülle eines sinnvollen Lebens auszuschöpfen.

2 Paralysierte Gehirne

Freddy ist gerade in die erste Klasse gekommen und singt gerne, wenn er zur Schule geht. So beschrieb seine Mutter ihren Sohn liebevoll dem Kinderarzt, bei dem sie gerade waren. Vielleicht scheute sie sich, den wahren Grund des Besuches zu nennen oder sie versuchte sich einzureden, dass trotz einiger seltsamer Verhaltensweisen eigentlich alles mit ihm in Ordnung ist. Wenn dem so war, dann gab sie diesen Versuch schnell auf. Sie erwähnte einige positive Seiten, die Anlass zur Hoffnung gaben – z. B. Freddys hervorragendes Gedächtnis nicht nur für Lieder, sondern auch für Zahlen – und erzählte weiter, sein Verhalten sei in letzter Zeit unkontrollierbar geworden und störe das Leben zu Hause und in der Schule. Freddy sei im Grunde genommen sehr liebenswert, würde aber sehr schnell wütend über Veränderungen in seiner Tagesroutine oder seiner Umgebung. Ein Buch im Bücherregal der Familie, das nicht am richtigen Platz stand, reichte aus, um ihn zu frustrieren, und wenn es nicht sofort an seinen richtigen Platz gestellt wurde, bekam er Wutausbrüche. Die Routinen glichen Ritualen, da er darauf beharrte, dass alles genauso ablief wie immer. Wenn seine Mutter einen anderen Weg zur Schule nehmen wollte, unterbrach ein heftiger Ausbruch den schönen Moment, in dem sie sich an den Händen gehalten und gemeinsam gesungen hatten.

Freddys Kinderarzt, Dr. Leo Kanner (der seinen Patienten „Fredrich“ nannte), führte in den 1950er-Jahren im Johns Hopkins Krankenhaus eine gut gehende Praxis; ihm fiel auf, dass es Eltern von anderen kleinen Kindern zwischen acht und vier Jahren gab, die sich über die gleichen Dinge beklagten. Charlie beispielsweise schlug um sich, wenn der Tisch im Esszimmer nicht jeden Abend auf die gleiche Art und Weise gedeckt war. Seine Familie durfte sich erst zum Essen hinsetzen, wenn das Silbergeschirr genauso lag, wie er es gewohnt war. Susan konzentrierte sich auf einen neuen Riss in der Wand, der ihr Angst machte, obwohl er so klein war, dass er keinem anderen Familienmitglied aufgefallen war. Richards mangelnde Flexibilität zeigte sich besonders, wenn er zu Bett gebracht wurde; die entsprechende Routine musste immer nach genau dem gleichen Muster ablaufen.

Kanner, der Pionier der Kinderpsychiatrie, sammelte diese Fallstudien in zwei zukunftsweisenden Monografien und beschrieb damit eine neue Kinderkrankheit. In der zweiten Studie, die 1951 unter dem Titel „The Conception of Wholes and Parts in Early Infantile Autism" veröffentlich wurde, erläuterte Kanner die Besonderheiten einer Störung, die später als „autism spectrum disorder" (Autismusspektrumstörung) bekannt werden sollte.[9] „Das autistische Kind will in einer statischen Welt leben, einer Welt, in der es keine Veränderung gibt", schrieb Kanner. „[Das Kind] hat ein zwanghaftes Bedürfnis, alles so zu lassen, wie es ist ...Der Status quo muss unter allen Umständen aufrechterhalten werden." Wahrscheinlich ist es ein Zufall, dass etwa zur gleichen Zeit, als Borges seine Science-Fiktion-Geschichte schrieb – das traumainduzierte fotografische Gedächtnis löst bei Funes, dem Antihelden der Geschichte, das zwanghafte Bedürfnis aus, keine Veränderung zuzulassen –, Kanner berichtete, dass Kinder mit Autismus aus der Fassung geraten, wenn sie irgendetwas sehen oder hören, das von den in ihrem Gedächtnis gespeicherten „fotografischen und fonografischen Details" abweicht.

Die meisten Menschen würden an einem Regal voller Bücher vorbeigehen und kaum bemerken, ob eines der Bücher fehlt oder an einem anderen Platz steht. Sie würden den Wald sehen und nicht die Bäume, oder, wie in diesem Fall, das Bücherregal und nicht die Bücher; Psychologen bezeichnen dies als Generalisierung, eine kognitive Fähigkeit, die es uns ermöglicht, das Gemeinsame aus Einzelteilen herauszufiltern und diese Einzelteile dann zu einem großen Ganzen zusammenzufügen. Laut Kanner erfassen Kinder mit normaler Wahrnehmung die Einzelteile schnell und setzen sie zu einem Ganzen zusammen, während Kinder mit Autismus sich vor allem auf die Einzelteile konzentrieren.

Funes, Freddy sowie viele der Kinder, bei denen Kanner Autismus diagnostizierte, besaßen ein außergewöhnliches Gedächtnis, doch in der Regel nur für einen ganz bestimmten Gedächtnisinhalt; dieses Phänomen wird als memorierendes Gedächtnis bezeichnet, weil die assoziative Verbindung fehlt. Wer sich den Text und die Melodie eines Liedes merken kann, das er nur einmal gehört hat und auf Anhieb eine lange Liste von Nummern wiedergeben kann, hat ein memorierendes Gedächtnis. Kanner hat den Zusammenhang zwischen einem spezifischen Gedächtnis und der Fähigkeit, von den Einzelteilen auf das Ganze zu schließen, nicht klar herausgestellt. Doch Borges hat mit seiner Arbeit gezeigt, dass die Literatur die Funktion des Gehirns früher erkannt hat als die Wissenschaft, und damit anerkannt, dass normales Vergessen die Voraussetzung für kognitive Generalisierungen ist. Der junge Funes, der nichts vergessen konnte, war nicht in der Lage, einen Zusammenhang zwischen den einzelnen sensorischen Wahrnehmungen herzustellen und konnte daher nicht verstehen, dass der Hund, den er frühmorgens gesehen hatte und den, welchen er in der Dämmerung sah, der gleiche war. Funes, der nicht vergessen konnte, meinte, sich nur dann vor den fortwährenden Veränderungen des Lebens schützen zu können, wenn er der Routine die Regie über sein Leben überließ und die sensorische Überlastung auf ein Minimum reduziert; er lebte fortan in einem abgedunkelten, ruhigen Schlafzimmer, in dem alles so blieb, wie es war.

Die Wissenschaft hat sich inzwischen weiterentwickelt. Forscher*innen, die sich mit der neuen wissenschaftlichen Disziplin befassen, die das Vergessen untersucht, haben gezeigt, dass die implizite Annahme der Science-Fiction-Geschichte von Borges korrekt war: Normales Vergessen befähigt uns zu generalisieren. Die Wissenschaft bestätigt die Annahme von Borges nicht nur, sondern kann inzwischen auch erklären, warum das Vergessen für eine funktionierende Kognition unverzichtbar ist.[10]

Wissenschaftler*innen, die Tierversuche durchführen, untersuchen Mäuse und Fliegen, um die Annahme von Borges zu bestätigen und zu erklären. Doch klinische Wissenschaftler*innen, die Autismus erforschen, haben uns Erkenntnisse geliefert, die zeigen, weshalb unser Gehirn vom Vergessen profitiert und wie das Vergessen uns befähigt, mit einer sich fortwährend verändernden Welt umzugehen. Viele klinische Wissenschaftler*innen wollen Autismus in verschiedenartige Störungen aufteilen, weil sie glauben, dass Autismus keine gemeinsame Ätiologie hat. Einige, inklusive Familienorganisationen, halten Autismus nicht für eine Störung, sondern lediglich für eine Extremform unserer unterschiedlichen sozialen Fähigkeiten. Unabhängig davon, ob Autismus durch verschiedene Störungen oder durch eine einzelne Störung verursacht wird oder überhaupt nicht als Störung gesehen wird, haben neuere genetische Untersuchungen eine bestimmte Gruppe von Genen ausfindig gemacht, deren Funktion bei Menschen mit Autismus verändert ist. Eine hinreichende Anzahl dieser Gene sind Teil des molekularen Werkzeugkastens, der für das Vergessen zuständig ist, und bei einer hinreichenden Anzahl von diesen wurde festgestellt, dass sie das Vergessen reduzieren. Sie bestätigen somit auf der neurobiologischen Ebene Kanners Behauptung, dass viele Menschen mit Autismus verzweifelt wollen, dass alles so bleibt wie es ist, um das beängstigende Chaos auf der kognitiven Ebene einzudämmen.

Diese Forschungsrichtung ist in der Lage, das wahrscheinlich größte Rätsel im Zusammenhang mit dem normalen Vergessen aufzuklären: Warum das Vergessen – das unserem Gehirn ja etwas nimmt anstatt ihm etwas zu geben – für die kognitive Ebene ein Gewinn ist.

Unter der Voraussetzung, dass Sie heute Morgen in Ihrem eigenen Bett aufgewacht sind und nicht in einem neuen Zuhause in einem fremden Land, dann sind viele Ihrer täglichen Verhaltensweisen abhängig von der Flexibilität Ihres Gedächtnisses. Sie sind in der Tat sehr viel abhängiger von dieser Flexibilität als von der Kapazität Ihres Gedächtnisses in Ihrem Cortex, der Anzahl und Größe der darin enthaltenen Fortsätze der Dendriten oder davon, wie gut es Ihren Hippocampi gelingt, diese cortikalen Gedächtnisspeicher mit neuen Informationen zu füllen. Ändern sich die Informationen vom Vortag, beispielsweise Ihre Morgenroutine oder Ihre tägliche Pendlerfahrt oder die Interaktionen mit Ihren Arbeitskolleg*innen oder mit Ihrer Familie während des Essens, dann reagieren Sie flexibel. Man kann sich leicht vorstellen, wie nachteilig es für uns wäre, wenn unser Gehirn nicht flexibel wäre. Egal, wie viel Routine es in unserem Leben gibt: Die fortwährenden Veränderungen unserer vorhandenen Gedächtnisinhalte sind wichtig, damit wir uns prompt an sich schnell verändernde Umgebungen anpassen können. Auch bei einem Hausumbau wird zuerst etwas zerstört und dann wieder aufgebaut und genau dies tut das flexible Gehirn auch: Gedächtnisbildung und aktives Vergessen stehen in einem ausgeglichenen Verhältnis.

Im letzten Kapitel wurde dargelegt, dass die Neurobiologie zwei verschiedene molekulare Prozesse entdeckt hat: einen für die Gedächtnisbildung und einen für das Vergessen. Die Wissenschaftler*innen können nun bei ihren Tierversuchen mit Tools arbeiten, die ihnen sowohl für den einen als auch für den anderen Prozess den Zugang zu Knotenpunkten ermöglichen. Da sie die Gedächtnisbildung und das Vergessen nach Belieben aktivieren oder deaktivieren, können sie beobachten, wie einzelne Manipulationen das Verhalten der Tiere beeinflussen. Wenn ein Tier lernt, wie es sich am schnellsten aus einer misslichen Lage befreien kann, müssen die für die Gedächtnisbildung zuständigen Prozesse „an“ und zugänglich sein. Ein Mehr an Gedächtnis bewirkt, dass das Tier schneller lernt, wie es sich aus der misslichen Situation befreien kann. Hat das Tier die Aufgabe gemeistert, wird die missliche Lage leicht verändert, damit es lernen kann, einen anderen Ausweg zu finden. Das bereits vorhandene Gedächtnis für die frühere missliche Lage zu verändern, ist effizienter für das Tier als ein völlig neues Gedächtnis zu entwickeln. Vielleicht halten Sie eine stärkere Ankurbelung des Gedächtnisses für ausreichend, aber wie dieses und andere Beispiele für flexibles Verhalten gezeigt haben, hängen Effizienz und Geschwindigkeit beim Erlernen eines anderen Auswegs mehr vom Vergessen ab. Wird der für Vergessen zuständige Knotenpunkt aktiviert, der für die Gedächtnisbildung aber nicht, wird ein neuer Ausweg aus einer schon bekannten misslichen Lage schneller gelernt. Verhaltensbezogene Flexibilität muss man sich so vorstellen, als würde ein Bildhauer, der eine Skulptur aus Marmor schafft, hauptsächlich mit dem für das Vergessen zuständigen Meißel arbeiten.[11]

Auf der molekularen Ebene sind die Prozesse, die die Gedächtnisbildung und das Vergessen steuern, bei allen Tieren die gleichen, ganz gleich, ob es sich um Fliegen, Mäuse oder Menschen handelt. Wir haben alle die gleichen molekularen Werkzeugkästen; diese fördern die Gedächtnisbildung durch Vergrößerung Fortsätze der Dendriten und das Vergessen durch Verkleinerung der Fortsätze der Dendriten. Doch obwohl sich gezeigt hat, dass Vergessen bei Tieren die Flexibilität des Verhaltens positiv beeinflusst, besteht die Möglichkeit, dass es bei uns Menschen anders ist. Es gibt eine Möglichkeit herauszufinden, ob Vergessen auch beim Menschen die verhaltensbezogene Flexibilität positiv beeinflusst. Man muss Personen ausfindig machen, die genetisch bedingt nicht in der Lage sind zu vergessen, und dann beobachten, wie sich dies auf deren verhaltensbezogene Flexibilität auswirkt. Die immense Diversität der Natur bietet uns diese Möglichkeit mit dem Phänomen des Autismus.

Ich begegnete Dr. Daniel Geschwind, heute einer der führenden Autismus-Experten, zum ersten Mal, als ich 1990 mein Medizinpraktikum im Bereich der inneren Medizin an der UCLA absolvierte. Dan war zu dieser Zeit im ersten Jahr seiner Assistenzzeit in der Neurologie der UCLA und ein Jahr weiter als ich in der Ausbildung zum Neurologen. Obwohl er an der UCLA blieb und ich weiter östlich zur Columbia ging, um meine Ausbildung abzuschließen, sind wir seit dem Beginn unserer Karriere befreundet, nicht zuletzt wegen unserer reduktionistischen Sichtweise des Gehirns – wir denken, dass jedes Verhalten, und sei es noch so komplex, auf seine zellulären und molekularen Bestandteile reduziert werden kann – und einer über die Wissenschaft hinausgehenden skeptischen Haltung, eine merkwürdige Art von Sensibilität, die, wie man uns öfter sagt, schon mal ins Absurde abgleiten kann.

Dans hervorragendes Gedächtnis kam ihm als Chemiestudent im College und während seines Medizin- und Philosophiestudiums, das er mit einer Prüfung in Humangenetik abschloss, sehr zugute. Dank seiner Ausbildung wusste er sehr gut Bescheid über die chemische Zusammensetzung und Funktion der Gene, doch das ist es nicht, was Dan oder sein Forschungsprogramm auszeichnet. Als Dan seine Hochschulausbildung begann, waren seit der „genetischen Revolution" bereits Jahrzehnte vergangen und der Prozess der Aktivierung bestimmter Gene für die Synthese von Proteinen, die alle zellulären Funktionen steuern, schon entmystifiziert. Die Medizin verdankt dieser Revolution Erkenntnisse, die den Zusammenhang zwischen Mutationen – kleine Gendefekte – und seltenen Erbkrankheiten wie der Sichelzellenanämie erklären. Diese medizinisch relevanten Erkenntnisse waren jedoch begrenzt auf „einfache" genetisch bedingte Störungen. Jede Zelle hat mehr als zwanzigtausend Gene, und in diesem Kontext bedeutet „einfach", dass eine einzige genetische Mutation eine Krankheit verursachen kann. Eine „komplexe" Störung entsteht, wenn zahlreiche kleinere Gendefekte in Kombination mit Umweltfaktoren auftreten.

Als Dan im Bereich der Genetik zu arbeiten begann, wurden gerade neue Methoden entwickelt, mit denen die Funktion einer riesigen Anzahl von Genen gleichzeitig untersucht werden konnte, womit die molekulare Ebene in die Biologie komplexer Störungen einbezogen wurde. Dank seiner intellektuellen Fähigkeiten – sein außergewöhnliches Talent, eine Fülle von Informationen zu bündeln und in ein bestimmtes Konzept zu integrieren – kam Dan hier mit seinem Forschungsprogramm zum Zuge. Dan interessierte sich nicht für die Funktion bzw. Fehlfunktion einzelner Gene, sondern er gehörte zu den Forscher*innen, die als Erste mithilfe neuer Methoden klären wollten, wie eine große Anzahl von Genen innerhalb genetischer Netzwerke simultan funktioniert. Dank der Arbeit dieser Forscher*innen können wir jetzt die Frage stellen, wie es kommt, dass eine Vielzahl genetischer Fehler, von denen jeder einzelne subtile Auswirkungen hat, in einem genetischen Netzwerk zusammenarbeiten und Fehlfunktionen und komplexe Störungen auslösen.

Ein Gehirn, das in der Lage ist, eine Fülle von Informationen zu bündeln, kann auch in puncto Komplexität des Lebens von Nutzen sein. Ich dachte immer, Dan könnte auch ein hervorragender Coach für die Fragen des Lebens sein, falls, zum Nachteil der Medizin, aus seiner medizinischen Karriere nichts geworden wäre. Obwohl wir etwa im gleichen Alter waren, schien Dan sein Leben schon während unseres Studiums an der UCLA genau geplant zu haben. Er war schon glücklich verheiratet und lebte in einem vornehmen Teil von Santa Monica, wo er ein großes Haus im spanischen Kolonialstil mit Palmen vor dem Haus und Bougainvilleen auf dem Rasen im Garten hinter dem Haus besaß. Ich, mittlerweile Single und im Besitz eines Koffers mit meinem Namen, mietete ein kleines Zimmer in einem sandfarbenen, verfallenen Cottage abseits vom Strand in Venice. (Als das Jahr meines medizinischen Praktikums zu Ende ging, lernte ich meine zukünftige Frau kennen; ein Grund, warum ich trotz meines Rufs, ein eingefleischter New Yorker zu sein, L.A. immer gemocht habe). Dan und ich pflegten über all die Jahre einen regen Austausch zwischen Ostküste und Westküste; wir diskutierten über die Qualität der Hochschulausbildung im Allgemeinen und die Ausbildung im Bereich Neurologie im Besonderen, über Restaurants und die Kunstszene sowie über das sonnige L.A. und die wechselnden Jahreszeiten in New York.

Es gab jedoch eine Diskussion, die Dan klar gewann. Ich habe immer Folgendes gesagt: Egal wie komplex die Manifestationen eines Hirnschadens sich letztendlich darstellen – Demenz bei der Alzheimer-Krankheit, geistige Störungen bei Schizophrenie, Bewegungsunfähigkeit bei der Parkinson-Krankheit – befallen wird immer ein bestimmter Teil des Gehirns, bevor größere Bereiche in Mitleidenschaft gezogen werden. Maßgebend bei meiner Arbeit war für mich stets die „anatomische Biologie". Die anatomische Biologie ist ein Konzept, das im 19. Jahrhundert entwickelt und im zwanzigsten bestätigt wurde. Dieses Konzept besagt: Jedes Hirnareal verfügt über eine spezifische neuronale Population, weshalb die einzelnen Hirnareale unterschiedlich anfällig für bestimmte Krankheiten sind. Mithilfe ausgeklügelter bildgebender Verfahren, die die Frühstadien der Krankheit sichtbar machen, hat mein Labor das Prinzip der anatomischen Biologie genutzt, um zwischen der Alzheimer-Krankheit und den kognitiven Aspekten des Alterungsprozesses zu unterscheiden, bestimmte molekulare Defekte ausfindig zu machen und Therapieprogramme in die Wege zu leiten. Diese Anfälligkeit für bestimmte Krankheiten wurde auch im Zusammenhang mit vielen anderen komplexen Störungen dokumentiert – bei neurologischen Störungen wie der Parkinson-Krankheit, der Huntington-Krankheit und der Lou Gehrig-Krankheit sowie bei psychiatrischen Störungen wie der Schizophrenie und Depressionen – sie alle befallen zuerst nur ein Hirnareal.

Als ich mit Dan über Autismus diskutierte, blieb ich bei meiner Auffassung: Egal wie komplex die verhaltensbezogenen Manifestationen sich darstellen, das Prinzip der anatomischen Biologie muss gelten: Auch im Zusammenhang mit Autismus gibt es einen anatomischen Ausgangspunkt, einen Ground Zero. Dan teilte meine Auffassung nicht. Ich muss zugeben, dass nach vielen Jahrzehnten intensiver Forschungstätigkeit, in deren Verlauf viele Menschen mit Autismus zeitlebens mit bildgebenden Verfahren untersucht wurden, meine Annahme sehr unwahrscheinlich ist. Dan hatte vollkommen recht. Autismus befällt nicht das ganze Gehirn – das tut keine Krankheit –, bestätigt aber nicht die Auffassung, dass es eine bestimmte, besonders anfällige Hirnregion gibt.[12]

Dans bahnbrechende Arbeit im Bereich der Genetik hat jedoch eine andere Art von selektiver Vulnerabilität ausfindig gemacht: Diese Vulnerabilität betrifft nicht das ganze Gehirn, sondern befindet sich innerhalb eines Neurons. Dans Forschung und die Untersuchungen vieler anderer Labore sind zu folgendem Schluss gekommen: Die Proteine, die von fast allen Genen innerhalb des mit Autismus zusammenhängenden Netzwerks synthetisiert werden, befinden sich in einem bestimmten Bereich innerhalb der Neurone: in den Fortsätzen der Dendriten.[13] Regionale Vulnerabilität lässt darauf hoffen, dass, sobald der Ort identifiziert ist, die Frage „Warum gerade da?“ gestellt werden kann. Die mit regionaler Vulnerabilität verbundene Erwartung lautet: Wenn diese Frage beantwortet werden kann, können wahrscheinlich auch die Prozesse, die den Hirnschaden verursacht haben, entschlüsselt werden. Was tun diese veränderten Proteine in den Fortsätzen der Dendriten? Das für Autismus verantwortliche genetische Netzwerk blockiert den molekularen Weg, der das Vergessen ankurbelt. Der für das Vergessen zuständige Knotenpunkt ist bei Menschen mit Autismus offenbar abgeschaltet.[14]

Ungenügendes Vergessen erklärt, weshalb Menschen mit Autismus oft ein ausgeprägtes memorierendes Gedächtnis haben, ein Phänomen, das auch als „Savantismus“ bezeichnet wird. Als „Savant“ bezeichnet man eine Person mit einer außergewöhnlichen kognitiven Fähigkeit, in diesem Fall mit einem memorierenden Gedächtnis, wie die von Dustin Hoffman dargestellte Figur in *Rain Man*. Von den bildgebenden Studien, in denen Autismus mit und ohne Savantismus untersucht wurde, kamen die meisten zu dem Schluss, dass bei Savantismus der Cortex größer ist und dass der dickste cortikale Bereich sich in der Nähe der zentralen Schwerpunkte im Cortex befindet.[15] Das Gedächtnis von Savants ist nicht die Art von Gedächtnis, über die Menschen mit einem hervorragenden Hippocampus verfügen. Zur Erinnerung: Um neue, bewusst zugängliche Gedächtnisinhalte zu bilden, bündelt der Hippocampus mehrere Komponenten komplexer Events, die auf mehrere cortikale Schwerpunkte verteilt sind. Schließen Sie die Augen und vergegenwärtigen Sie sich Ihr Schlafzimmer aus Kindertagen. Mithilfe der Hippocampi lässt Ihr Gehirn den dreidimensionalen Raum des Zimmers vor Ihrem geistigen Auge entstehen, sodass Sie ihn aus verschiedenen Blickwinkeln wahrnehmen können: Wenn Sie Ihren Blick im Uhrzeigersinn schweifen lassen, können Sie Ihren Schreibtisch sehen, der Sie an die verhassten Hausaufgaben erinnert; lassen Sie den Blick gegen den Uhrzeigersinn schweifen, nehmen Sie das Muster Ihrer Tagesdecke wahr. Sie sehen den alten Beleuchtungskörper, wenn Sie nach oben schauen, oder die vertraute Stelle auf dem Teppich mit der ausgeblichenen Farbe (und die dazugehörige Geschichte), wenn Sie nach unten schauen. Diese Fähigkeit, sich Dinge zu vergegenwärtigen, ist typisch für ein bewusst zugängliches Gedächtnis, das der Hippocampus rekonstruiert, indem er Orte, Objekte und den Faktor Zeit miteinander verknüpft. Um es noch einmal zu sagen: Diese Art von Gedächtnis ist nicht das, was Autismus kennzeichnet. Menschen mit Autismus schneiden meistens sogar schlechter bei herkömmlichen Gedächtnistests ab, die abhängig vom Hippocampus sind.[16]

Ein außergewöhnliches memorierendes Gedächtnis ist etwas völlig anderes. Schließen Sie noch einmal Ihre Augen, aber dieses Mal suchen Sie Wörter, die mit dem Buchstaben t beginnen und den Vokal o enthalten. Nehmen wir an, Ihnen fällt das Wort „tool" (Werkzeug) ein. Sie mussten sich weder einen Raum, z.B. eine Garage, vergegenwärtigen, um das Wort zu finden, noch an einen Hammer denken oder an einen Bekannten, der zufällig Zimmermann ist. Sie brauchten also weder Assoziationen noch mussten mehrere zentrale Schwerpunkte im Cortex reaktiviert werden. Dank Ihres Bibliothekars im Cortex, dem präfrontalen Areal, kam Ihnen das Wort ganz automatisch in den Sinn, so als würden Sie es von einem Wäschereizettel ablesen. Substantive wie „tool" (Werkzeug) merkt man sich leichter als Konjunktionen wie „though" (obwohl), da sie eher mit zeit- und ortsabhängigen Merkmalen und Ereignissen verknüpft werden und es deshalb mithilfe des Hippocampus auf Ihre Liste geschafft haben. Gedächtniskünstler arbeiten alle mit dem gleichen Trick: Wenn sie mit ihrem memorierenden Gedächtnis arbeiten, nutzen sie ihren Hippocampus, indem sie einen bestimmten Gedächtnisinhalt ausschmücken. Diese Gedächtnismagier lernen in einer Sitzung schnell Dutzende von Dingen, indem sie um jedes Ding einen fiktionalen kognitiven Raum schaffen – ein kognitives Theater, bei dem jedes Ding mit einem imaginären Ort verknüpft wird, der mit möglichst vielen Dingen ausgestattet ist. Aber diese Trickserei mit dem Hippocampus erübrigt sich, wenn wir Daten, Fakten und Wörter wiedergeben, und sie hat auch nichts mit dem Savantismus der Autisten zu tun. Das memorierende Gedächtnis hängt davon ab, wie gut die zentralen Schwerpunkte im Cortex funktionieren und ist, anders als das assoziative Gedächtnis, weitgehend unabhängig vom Hippocampus.

Diese außergewöhnlichen punktuellen kognitiven Fähigkeiten sind faszinierend und können durchaus von Vorteil sein, aber die meisten Menschen mit Autismus haben sie nicht. Was jedoch bei allen Menschen mit Autismus gleich ist, ist die Inflexibilität ihres Verhaltens. Die ist so typisch, dass „repetitive und restriktive Verhaltensweisen" ein klinisches Merkmal darstellt, das ausschlaggebend für die Diagnose Autismus ist. Wie bei Funes, der seinen Raum nie wieder verließ, ist einer der Gründe, weshalb Menschen mit Autismus so inflexibel in Bezug auf ihr Verhalten sind – wie Freddy, der immer den gleichen Heimweg gehen wollte, oder wie Richard, der beim Zubettgehen den immer gleichen Ablauf verlangte – der, dass sie so gut wie nichts vergessen, weil der Meißel für ihr Gedächtnis sehr grob ist und weil sie Schwierigkeiten haben, im Cortex gespeicherte Gedächtnisinhalte zu verändern.

Tierexperimente bestätigen diese Deutung. Werden Gene so manipuliert, dass viele der für Autismus typischen Veränderungen exprimiert werden – Gene, die Teil des für das Vergessen zuständigen Werkzeugkastens sind – vergrößern sie die Fortsätze der Dendriten und behindern das Vergessen.[17] Diese Störung des Vergessens veranlasst die Tiere, immer wieder dasselbe zu tun, um sich aus einer misslichen Lage zu befreien – wie Freddy und sein Bedürfnis, immer wieder den gleichen Schulweg zu benutzen – auch wenn eine andere Vorgehensweise erfolgreicher gewesen wäre.

Die Defizite beim normalen Vergessen können die für Autismus typische Inflexibilität des Verhaltens zwar teilweise erklären, nicht aber die zwanghafte Fixierung, immer das Gleiche zu tun. Ist die Fähigkeit zu vergessen eingeschränkt, der Gedächtnismeißel zu grob, lernen Sie langsamer einen neuen Heimweg, was Sie frustriert und weshalb Sie lieber nichts verändern möchten. Doch die meisten Menschen würden sich irgendwann anpassen, erst recht dann, wenn eine Verhaltensänderung positive Auswirkungen hätte. Selbst Menschen mit einer emotional schwierigen Kindheit würden nicht so vehement darauf bestehen, dass alles gleich bleibt wie Kinder mit Autismus.

Es muss noch etwas anderes geben, das erklärt, warum, wie Kanner es formuliert, Kinder mit Autismus Trost im ewig Gleichen suchen, warum kleinste Veränderungen bei ihnen eine solche Angst auslösen. Es gibt in der Tat noch einen weiteren, noch wichtigeren Vorteil des Vergessens für unsere kognitiven Fähigkeiten, einen, der dieses Bedürfnis nach Gleichheit besser erklärt. Diese kognitive Fähigkeit ist nicht so spektakulär in dem Sinne, dass sie uns bei der Veränderung unserer Gedächtnisinhalte hilft und unsere verhaltensbezogene Flexibilität erhöht, aber sie ist so tief verankert, dass man sie am besten erkennt, wenn sie fehlt. Für die fiktionale Figur von Borges bestand die schlimmste Auswirkung ihrer Unfähigkeit zu vergessen darin, dass sie nicht in der Lage war, zu generalisieren. Egal ob sie einen Hund oder ein anderes Objekt häufiger sah – selbst ihr eigenes Spiegelbild – für ihr Gehirn war jeder wahrgenommene Gegenstand neu und grundverschieden. Wenn die Lichtverhältnisse sich im Laufe des Tages verändern, vermitteln verschiedene Objekte unserem visuellen Cortex unterschiedliche Informationen. Doch das Gehirn der meisten Menschen erkennt: „das ist derselbe Hund", „dieselbe Person". Ohne die Fähigkeit zu vergessen, war Funes nicht mehr in der Lage zu generalisieren, also das Wesentliche oder eine Gestalt zu erfassen – eine unserer wichtigsten kognitiven Leistungen. Dies erklärt das Bedürfnis von Menschen mit Autismus, alles so zu lassen, wie es ist.

Experimente mit Mäusen und Fliegen haben gezeigt, wie bedeutsam das Vergessen für die verhaltensbezogene Flexibilität ist, aber die Informatik hat die Bedeutung des Vergessens für unsere Fähigkeit zu generalisieren am besten veranschaulicht. Schauen Sie sich eine große Anzahl von digitalen Fotos an und wählen Sie drei aus, auf denen das gleiche Gesicht zu sehen ist. Ihr Gehirn erkennt die Person sofort, obwohl die visuellen Informationen auf jedem Foto andere sind. Unterschiedliche Lichtverhältnisse verändern die Farbe des Gesichts; unterschiedliche Blickwinkel verändern das Aussehen; eine andere Frisur, Kopfbedeckung, Brille, Make-up oder kein Make-up, all dies verändert das Gesicht. Ihr Gehirn sondiert und erkennt trotzdem, dass es sich um „dieselbe Person" handelt. Die Informationsverarbeitung im Bereich der künstlichen Intelligenz (KI) veränderte sich, als man begann, sich bei der Entwicklung von Computeralgorithmen an der Funktionsweise des Gehirns zu orientieren. Die Gesichtserkennung ist zu einem wichtigen Bereich in der KI geworden, weil sie nicht nur die Google-Suche oder das Auffinden einer ganz bestimmten Person in Ihrem Fotoalbum erleichtert, sondern auch im juristischen Bereich von Nutzen ist. Als Computeralgorithmen nachahmten, wie unser Cortex die Weiterleitung, Verarbeitung und Speicherung von Informationen organisiert, verbesserte sich die Gesichtserkennung im Bereich der KI drastisch.

Die Gesichtserkennung ist ein Beispiel für das „Gedächtnis, das für die Wiedererkennung zuständig ist", welches anders funktioniert als das für die „Erinnerung zuständige Gedächtnis": Ihnen wird etwas gezeigt, was Sie schon kennen und Sie sollen sagen, ob Sie es wiedererkennen oder nicht. Die Plastizität der Synapsen, die es uns ermöglicht, ein Gesicht wiederzuerkennen, befindet sich in unserem visuellen zentralen Schwerpunkt. Um ein Gesicht zu erkennen, werden die Hippocampi nicht gebraucht, weil es nicht nötig ist, viele zentrale Schwerpunkte mit einem aus vielen Komponenten bestehenden, bewusst zugänglichen Gedächtnis zu verknüpfen. Zeigt man Patient*innen mit Läsionen des Hippocampus, wie die von H. M., ein Gesicht, das sie schon einmal gesehen haben, behaupten sie, das Gesicht nicht zu kennen. Aber wenn sie raten sollen, raten sie meistens richtig. Die Plastizität der Synapsen in dem nach dem hub-and-spoke-Prinzip funktionierenden visuellen Cortex (von den Schwerpunkten niederer Ordnung zu den zentralen Schwerpunkten) ist normal. Obwohl die Patient*innen sich nicht bewusst erinnern – keine Verknüpfung der Schwerpunkte erfolgt – beweist die nicht bewusste Wiedererkennung, dass die in den Schwerpunkten gespeicherten Informationen erhalten bleiben.

Die erfolgreichsten Computeralgorithmen für die Gesichtserkennung arbeiten, wie der visuelle Cortex, nach dem hub-and-spoke-Prinzip.[18] Dabei wird das Gesicht zunächst in Einzelteile zerlegt und jedes Einzelteil in einem Schwerpunkt niederer Ordnung verschlüsselt. Die Schwerpunkte niederer Ordnung, die denen im visuellen Cortex gleichen, verschlüsseln Farben und Formen, die dann zu den Schwerpunkten höherer Ordnung weitergeleitet werden, die individuelle Merkmale des Gesichts rekonstruieren. Dieses Muster wird fortgesetzt, bis der zentrale Schwerpunkt höchster Ordnung in der Gesichtswiedererkennung das vollständig rekonstruierte Gesicht „sieht". Wie die Neurone in unserem Gehirn besteht jede Ebene des Computeralgorithmus aus einem Netzwerk von Speichen, die sich verbinden und ein individuelles Gesichtsmerkmal verschlüsseln. Die Computerwissenschaft ist so stark von der Neurowissenschaft beeinflusst, dass jeder einzelne Knoten – in einer Matrix von Knoten, die eine Ebene bilden – offiziell als Neuron bezeichnet wird. Was die synaptische Plastizität anbelangt, folgen diese künstlichen Neurone den gleichen Regeln wie unsere natürlichen.

Die Fähigkeit, eine Person anhand eines Gesichtsbildes wiederzuerkennen, ist für uns und für die KI nichts Besonderes. Solche Gesichtsbilder wurden mit Aufkommen der Fotografie im 19. Jahrhundert eingeführt, weil man ahnte, dass die Gesichtswiedererkennung Schwierigkeiten bereiten könnte. Solche Gesichtsbilder hatten immer denselben Winkel, dieselbe Beleuchtung und denselben Hintergrund, denn sie sollten leicht wiederzuerkennen und einprägsam sein. Es ist nicht erstaunlich, dass ein Computeralgorithmus ohne Probleme ein Gesicht aus einer entsprechenden Datenbank herausfiltern kann. Doch natürlich erwarten wir mehr von Computern und auch von uns selbst. In Spionagefilmen gibt es häufig Supercomputer, die ein Gesicht in einer Menschenmenge ganz nah heranzoomen und die „Person, für die man sich interessiert" herausfiltern kann – bei jedem Licht und unabhängig davon, ob das Gesicht vor Angst oder vor Lachen verzerrt ist, ob die Person eine Perücke trägt oder einen falschen Schnurrbart hat. Die Gesichtswiedererkennung der KI wird immer besser, aber unser Gehirn kann Gesichter viel besser identifizieren. Wenn es um Grenzkontrollen und die Sicherheit von Flughäfen geht, werden daher Menschen eingesetzt und (noch) keine Computer.

Um diese bemerkenswerte Fähigkeit von Menschen zu verstehen, schauen wir uns an, wie bei der visuellen Verarbeitung eine Ebene niederer Ordnung ein Gesichtsmerkmal, z. B. den Mund, codiert. Werden den Neuronen auf dieser Ebene Fotos derselben Person präsentiert, müssen sie eine Fülle von unterschiedlichen Merkmalen wahrnehmen: lächelt die Person oder blickt sie ernst, baumelt die Zigarette links oder rechts, trägt sie Lippenstift oder nicht. Die Ebene muss in evaluativer Hinsicht so flexibel sein, dass sie die Vielzahl der Möglichkeiten bei der sensorischen Verarbeitung berücksichtigen kann. Wie im Fall der verhaltensbezogenen Flexibilität könnte eine außergewöhnliche Gedächtnisleistung theoretisch helfen, die Art von evaluativer Flexibilität zu entwickeln, die für die sensorische Verarbeitung erforderlich ist – jedoch nur in einer Welt, in der die Millionen von Variationen festgelegt sind. Einer der Gründe, weshalb der IBM-Supercomputer Deep Blue den Schachweltmeister Garry Kasparow besiegen konnte, war, dass Deep Blue dank seiner enormen Gedächtniskapazität in der Lage war, alle potenziellen Schachzüge zu speichern. Da die für den Sieg notwendigen Schachzüge begrenzt sind, konnte der Supercomputer sie in seinem Gedächtnis speichern. Doch wenn es um die Wiedererkennung von Mustern geht, sind unsere Gehirne besser. Angenommen wir könnten den „für den Mund zuständigen Schwerpunkt" in unserem Gehirn mit so vielen Fortsätzen ausstatten, dass seine Speicherkapazität einem Supercomputers entspricht, der beispielsweise alle existierenden Lippenstiftfarben speichern kann. Da unsere sensorische Verarbeitung so flexibel ist, dass sie eine potenziell unendliche Anzahl kleiner Variationen speichern kann, könnte der Schwerpunkt den Mund selbst dann noch erkennen, wenn er mit einer brandneuen Lippenstiftfarbe angemalt wäre, die noch gar nicht existiert.

Aus der Computerwissenschaft wissen wir, wie das geht. Computerwissenschaftler*innen haben verschiedene Computeralgorithmen getestet und dabei festgestellt, dass ein größeres Gedächtnis – also mehr Fortsätze – die Wiedererkennung von bestimmten Gesichtern oder anderen Dingen nicht verbessert. Um menschliche Flexibilität künstlich nachzuahmen, muss der Algorithmus dazu gebracht werden, mehr zu vergessen. In der Computerwissenschaft wird diese Art von Vergessen als Dropout bezeichnet, was bedeutet, dass die Anzahl der künstlichen Synapsen auf einer Ebene, die für die Verarbeitung von Gesichtsmerkmalen zuständig sind, reduziert wird – das normale Vergessen in unserem Cortex wird digital simuliert.[19]

Um die Vorteile des Vergessens zu verstehen, zoomen Sie den Mund einer Person auf einem Foto heran, das mit einer hochauflösenden Kamera aufgenommen wurde. Achten Sie auf die Details, die Sie wahrnehmen können und dann achten Sie bewusst auf jede Falte in der Unterlippe, jedes nicht abrasierte Haar über der Oberlippe. Hätte der für den Mund zuständige Schwerpunkt genug Fortsätze, könnten Sie alle Informationen auf diesem Foto vermutlich akribisch speichern. Mit diesem fotografischen Gedächtnis könnten Sie sich an den Mund erinnern, auch wenn sie ihn nur einmal gesehen hätten und ihn – bei entsprechender künstlerischer Begabung – exakt aufzeichnen, eine Meisterleistung des memorierenden Gedächtnisses von Menschen mit Autismus. Aus der Computerwissenschaft wissen wir: Diese bemerkenswerte Leistung wäre von Nachteil für Ihre evaluative Flexibilität und Ihre Fähigkeit zu generalisieren. Ihr Gehirn würde sich auf kleinste Details fixieren, wäre aber nicht imstande, denselben Mund mit geringfügiger Veränderung wiederzuerkennen. Sie würden auf diesem Schwerpunkt niederer Ordnung stecken bleiben; dies würde die Weiterleitung der Informationen zu den Schwerpunkten höherer Ordnung behindern und die Rekonstruktion und Wiedererkennung des ganzen Gesichts verlangsamen.

Die Computerwissenschaftler*innen haben gelernt, dass sie dieses Problem durch Reduzierung des fotografischen Gedächtnisses umgehen können. Die Ingenieure bauen auf jeder Ebene des Verarbeitungsprozesses unser aktives Vergessen in den Computer ein und stellen so sicher, dass seine Schichten lediglich das Wesentliche und nicht kleinste Details der Gesichtszüge einer Person registrieren und speichern. Vergessen ist unverzichtbar, um zu erreichen, dass jeder Schwerpunkt gerade so viele Informationen speichert, um jeden Gesichtszug wahrzunehmen und zu generalisieren, um dann schlussendlich das ganze Gesicht wiedererkennen zu können.

Autismusspektrumstörungen sind sehr vielfältig und die Entwicklung der Betroffenen wird zu unterschiedlichen Zeiten untersucht, weshalb ein Konsens bei der Erforschung des Verhaltens von Autisten kaum zu erwarten ist. Dennoch kommen die meisten Studien zu folgendem Schluss: Charakteristisch für die sensorische Verarbeitung bei Autisten ist, dass Schwerpunkte niederer Ordnung bevorzugt werden, dass die Bäume wahrgenommen werden und nicht der Wald; dies gilt auch für Computeralgorithmen, bei denen das Vergessen in den unteren Schichten des Verarbeitungsprozesses nicht eingebaut ist.[20] Diese psychologischen Studien bestätigen die klinische Hypothese von Kanner, dass Menschen mit Autismus „sich vorwiegend auf die Teile von Objekten konzentrieren“.

Eine der aufschlussreichsten Studien wurde inspiriert von den Bildern von Giuseppe Arcimboldo, einem italienischen Künstler, der im 17. Jahrhundert lebte und Früchte, Gemüse und Blumen malte.[21] Dass wir in diesem visuellen Durcheinander manchmal ein Gesicht zu erkennen glauben, ist kennzeichnend für unseren visuellen Verarbeitungsprozesses während der sensorischen Integration. Dies bedeutet, dass unser Bedürfnis, Teile zu einem Ganzen zusammenzufügen, bei uns so stark ausgeprägt ist, dass wir häufig in Wolken, Felsen und sogar in einem Autogrill Gesichter sehen.

Die Forscher*innen stellten diverse Stimuli aus unterschiedlich kombinierten Früchten und Gemüsesorten auf einem Teller zusammen. Doch anders als bei den Bildern von Arcimboldo, die einen geradezu animieren, ein Gesicht zu sehen, war die Ähnlichkeit mit Gesichtern bei den zusammengestellten Stimuli weniger deutlich. Die Stimuli wurden Kindern mit und ohne Autismus gezeigt. Die Kinder mit Autismus brauchten im Durchschnitt länger, um in den Stimuli ein Gesicht zu erkennen. Dies wurde wie folgt erklärt: Kinder mit Autismus konzentrieren sich auf jedes Objekt auf dem Teller und beeinträchtigen dadurch die Fähigkeit ihres Gehirns, die Teile zu einem Ganzen zusammenzufügen.

Sie können die Studie nachahmen, indem Sie Nahrungsmittel auf einen Teller legen und mit diesen Stimuli experimentieren. Legen Sie eine kleine Erdbeere mitten auf einen runden weißen Teller, dorthin, wo die Nase sein könnte. Darüber, auf beiden Seiten der Erdbeere, platzieren Sie zwei kleine Karottenscheiben als Augen. Dann legen Sie ein Stück Melone darunter, das den Mund darstellt, und zum Schluss kommen zwei Apfelschalen über die Karotten als Augenbrauen. Zeigen Sie anderen das Bild. Wenn Sie alles richtig gemacht haben, wird der visuelle Cortex bei fast allen, die das Bild sehen, ein Gesicht identifizieren. Dann vermengen Sie die einzelnen Teile oder entfernen einige davon, damit sie weniger Ähnlichkeit mit einem Gesicht haben und fotografieren das Ganze. Wählen Sie ein Bild aus, das die meisten Leute gerade noch als Gesicht wahrnehmen würden – vielleicht eins, bei dem die Erdbeere fehlt oder eine Apfelschale an die Stelle gerutscht ist, wo vorher die Möhrenscheibe oder das Stück Melone lag. Zeigen Sie das Bild mehreren Freund*innen und notieren Sie, wie viel Zeit jeder braucht, um ein Gesicht zu erkennen. Wer am schnellsten ein Gesicht erkennt, hat in den Schwerpunkten seines visuellen Cortex niederer Ordnung Fortsätze, die am wenigsten träge sind. Wer am langsamsten ist, dessen Fortsätze verhalten sich wie ein Klettverschluss: sie reduzieren ihre Arbeit, um das Ganze zu integrieren.

Eine andere, ältere Studie, die mit Stimuli aus dem realen Leben arbeitete, wollte herausfinden, wie viel Zeit die Proband*innen brauchen, um die Teile eines Puzzles zu einem Gesamtbild zusammenzufügen.[22] Damit Sie einen Eindruck von der Vorgehensweise dieser Studie haben, stellen Sie sich Hunderte von Puzzle-Teilen auf einem Tisch vor. Einmal bekommen Sie den Kasten mit dem Bild des fertigen Puzzles, an dem Sie sich beim Zusammensetzen der Puzzle-Teile orientieren können. Beim zweiten Mal bekommen Sie den Kasten nicht. Im ersten Fall hilft Ihnen das Bild des fertigen Produkts, das Puzzle schneller zusammenzufügen. Diese Studie hat gezeigt, dass Menschen mit Autismus im Durchschnitt weniger von dem Kasten mit dem Bild des fertigen Puzzles profitieren als Menschen ohne Autismus. Ein Teil der Proband*innen mit Autismus hat das Puzzle mit oder ohne Kasten in der gleichen Zeit vollendet – Stück für Stück, Teil für Teil, anscheinend ohne auf das Ganze zu achten. Anderen Proband*innen mit Autismus wurde der Wald gezeigt, trotzdem konzentrierten sie sich weiter auf die Bäume.

Auf der Basis dieser für Menschen mit Autismus typischen Ignoranz des Ganzen zugunsten von Einzelteilen verweisen Psycholog*innen auf einen anderen klinischen Aspekt, der die Diagnose Autismus begründet: „Anhaltende Defizite in puncto soziale Interaktion und soziale Kommunikation“.[23] Auch beim Umgang mit anderen Menschen müssen Muster wiedererkannt werden, doch in diesem Fall sind die Teile sozial etablierte Signale, die der/die Interaktionspartner*in fortwährend aussendet. Anstatt die Merkmale eines Gesichts zusammenzufügen, um das ganze Gesicht rekonstruieren zu können, müssen Sie hier eine Fülle von Signalen deuten, um die Absicht Ihres Gegenübers zu erkennen, z.B. müssen Sie erkennen, ob das Lächeln freundlich oder bloß höflich ist, ob der Ton authentisch oder sarkastisch ist. Ihre Reaktion darauf ist abhängig von subtilen Unterschieden in der Art und Weise, wie die Algorithmen in Ihrem Gehirn diese komplexen sozial etablierten Signale dekonstruieren und sie dann insgesamt interpretieren. Dieses ständige Taktieren ist ein relevantes Merkmal von Interaktionen; wie gut Sie darin sind, entscheidet, ob Sie als geschickt oder ungeschickt im Umgang mit anderen gelten. Die Verarbeitung sozial etablierter Stimuli lässt sich anatomisch nicht gut verorten, folgt wahrscheinlich aber den gleichen Mustern wie bei der Verarbeitung von Gesichtsmerkmalen, die von den Schwerpunkten niederer Ordnung zu den Schwerpunkten höherer Ordnung weitergeleitet werden. Der lokale Fehler bei der Verarbeitung sensorischer Informationen erklärt somit auch die Probleme von Menschen mit Autismus bei sozialen Interaktionen.

Dank übereinstimmender Erkenntnisse aus der Computerwissenschaft und der Autismusforschung wissen wir heute, dass Vergessen uns in die Lage versetzt, Repräsentationen der äußeren Welt besser wahrzunehmen und wiederzuerkennen. Sowohl die künstliche als auch unsere natürliche Intelligenz sind angewiesen auf das Vergessen, um zu generalisieren und aus Komponenten das Ganze zu rekonstruieren, damit Dinge, selbst in leicht veränderter Form, kategorisiert und benannt werden können.

Philosoph*innen diskutieren darüber, wie gut unser Gehirn die äußere Welt rekonstruiert und widerspiegelt[24]; Magier*innen werden diese angeborene Fähigkeit weiterhin nutzen und uns dazu verleiten, die Muster dessen, was wir gleichzeitig sehen und hören, falsch zu rekonstruieren. Doch die meisten Menschen wollen einfach nur sicher sein, dass der Hund, den sie am Morgen gesehen haben und am Abend wieder, der gleiche ist. Überraschungen können ja ganz schön sein, doch stellen Sie sich vor, Sie wären von allem, was Sie sehen und hören, immer wieder überrascht. Irgendwann würden diese fortwährenden Überraschungen psychische Schäden nach sich ziehen. Denken Sie an ein Ereignis, bei dem Sie mit viel Tumult und einer Fülle von neuen Dingen konfrontiert wurden. Bei mir war dies Silvester am Times Square in New York. Zuerst habe ich das Stimmengewirr, die blinkenden Lichter, das Chaos und das Neue genossen, doch irgendwann wurde es unangenehm, ja sogar beklemmend. Ich war froh, wieder in mein vertrautes ruhiges kleines Apartment zurückkehren zu können. Der Kontrast zwischen ständiger Stimulation und einer friedlichen vertrauten Umgebung erklärt, weshalb ein Gehirn, dessen Cortex kaum etwas vergisst, will, dass alles so bleibt wie es ist. Aufgrund der Fähigkeit zu generalisieren, die wir dem Vergessen verdanken, können wir besser organisieren und registrieren und so Ordnung in das Chaos und Getöse der äußeren, nur in Teilen wahrgenommenen Umgebung bringen.

Wie Jorge Luis Borges treffend formuliert: „Denken heißt, Unterschiede vergessen, heißt verallgemeinern, abstrahieren.“ Autismus hat uns gelehrt, wie schwierig das Leben sein kann, wenn das Erinnern und Vergessen durch mangelhaftes Vergessen aus dem Gleichgewicht gerät. Kanner schreibt aus klinischer Sicht: „Kinder mit Autismus sind auf eine Weise obsessiv, die sie zwingt, eine statische, immer gleiche Umgebung zu fordern. Jede Veränderung löst Verwirrung und großes Unbehagen aus. Gleichheit vermittelt den Patient*innen Sicherheit; eine Sicherheit, die äußerst fragil ist, weil Veränderungen ständig auftreten und die Kinder fortwährend bedrohen, weshalb sie krampfhaft versuchen, diese Bedrohung ihrer Sicherheit abzuwehren."

Ein Gehirn, das nicht vergessen kann, käme gut zurecht in einer Welt, die immer gleich bleibt. Aber wie wir heute wissen, sind Gehirne, bei denen das Vergessen und Erinnern in einem ausgewogenen Verhältnis stehen, optimal an unsere sich kontinuierlich verändernde, oft turbulente, fluktuierende Welt angepasst. Zum Glück sind wir alle mit der Fähigkeit ausgestattet, zu vergessen. Denn ein Gehirn, das nicht vergessen kann, würde durch das unüberwindliche Bedürfnis paralysiert, die Welt einzuebnen und zu fixieren, um zu erreichen, dass alles so bleibt wie es.

3
Befreite Gehirne

Dr. Yuval Neria arbeitet in der Abteilung für Psychiatrie der University of Columbia und leitet dort das Programm für Posttraumatische Belastungsstörungen (PTBS). Er gehört zu den israelischen Soldaten, die mit einem Orden ausgezeichnet wurden. Er erhielt die seltene *Medal of Valor*, die höchste militärische Auszeichnung für außergewöhnliche Tapferkeit, als Kommandant eines Panzerbataillons während des Jom-Kippur-Kriegs im Jahr 1973. Ich bin Yuval zum ersten Mal begegnet, als er 2011 Mitglied der Fakultät wurde, aber ich kannte ihn schon in meiner Jugend. Ich bin in Israel aufgewachsen, wohin ich mit meiner Familie im Jahr 1970 emigriert war, zu einer Zeit, in der die Kriegshelden des Landes berühmte Persönlichkeiten waren.

Kurz nachdem Yuval an die University of Columbia gekommen war, kontaktierte er mich und bot mir an, gemeinsam mit ihm den Zusammenhang zwischen PTBS und Gedächtnis zu untersuchen. Wegen seiner militärischen Auszeichnungen wusste ich nicht, was auf mich zukam, aber als wir uns begegneten, stellte ich fest, dass Yuval ein „goldener" Israeli war. „Golden" ist in diesem Kontext nicht gleichbedeutend mit dem, was sich manche Leute unter einem herausgeputzten, unangenehm arroganten Israeli vorstellen, sondern eigentlich das genaue Gegenteil. Während meiner Kindheit in Israel bezeichnete man Menschen mit außergewöhnlichen Eigenschaften als „goldene", Menschen, die besonders menschlich und einfühlsam waren, Persönlichkeiten, die Eigenschaften wie Demut und unaufdringliche Stärke besaßen. Aus heutiger Sicht hätte ich mich über diese Qualitäten von Yuval nicht zu wundern brauchen. Als ich ihn meinen israelischen Freund*innen gegenüber erwähnte, sagten sie mir, dass er nach seinem Dienst in der Armee, für den er viele Auszeichnungen bekommen hatte, ein Gründungsmitglied der Graswurzelbewegung *Peace Now* wurde, die sich die Beendigung der seit Jahrzehnten andauernden Konflikte zwischen Israelis und Palästinensern zum Ziel gesetzt hat. Er hat auch einen von seinen Kriegserfahrungen inspirierten Roman geschrieben, dessen kluge psychologische Erkenntnisse auf seinem Wissen um das durch die kleinen und großen Traumata des Lebens verursachte Leid basieren.

Yuval wusste, dass mein Labor ein MRT-Programm entwickelt hatte, mit dem wir die Anatomie des Gedächtnisses untersuchen konnten, aber er wusste nicht, dass ich in Israel aufgewachsen war. Einmal erzählte ich ihm, dass wir uns im Rahmen unserer wissenschaftlichen Diskurse über die zerebrale Verknüpfung von Gedächtnis und schmerzlichen Emotionen häufiger über persönliche Dinge und über Israel, bzw. „das Land", wie es auf Hebräisch gelegentlich genannt wird, unterhalten. Zu den Fragen, die in Israel geborene Israelis Einwander*innen wie mir stellen, um zu erfahren, in welcher Beziehung wir zu dem Land stehen, gehört diejenige, ob wir in der israelischen Armee gedient haben und wenn ja, wo. Yuval fragte auch, und ich antwortete: „Ja, in Sajeret Golani, einer der Spezialeinheiten der Armee." Meistens ging das Gespräch über meine Zeit in der Armee zum Glück nicht weiter. Doch Yuval kannte einen der berühmtesten Einsätze der Einheit sehr gut, die Schlacht um Beaufort Castle, und er fragte, ob ich daran teilgenommen hatte. Ich hatte.

Beaufort Castle, eine in der Zeit der Kreuzzüge erbaute Festung im südlichen Libanon, liegt ganz oben auf der Klippe eines Bergs, von dem aus man die nördliche Grenze von Israel überblicken kann. Gegen Ende der 1970er-Jahre wurden Farmer, Schulkinder und andere Bürger*innen zur Zielscheibe von Raketen, die von Beaufort Castle aus abgeschossen wurden, und für diese Menschen – und Israel insgesamt – war es seitdem nicht mehr die „schöne Festung", wie sein französischer Name suggeriert. Am Morgen des 6. Juni 1982 begann der erste Libanon-Krieg, der von israelischen Streitkräften initiiert wurde. Unsere Einheit war am Abend zuvor als Vorhut in den Libanon geschickt worden, um Beaufort Castle zu sichern, und dies bedeutete, dass wir die Schützengräben rund um das Castle erobern mussten, die Mitglieder eines syrischen Kommandos besetzt hielten. Vieles in den Schützengräben konnte eine tödliche Wirkung haben – enge Verbindungsgänge mit extrem hohen Betonwänden, ein komplexes Labyrinth mit Bunkern im Inneren und mehr Verteidigungsstellungen außen, die mit Maschinengewehren und raketengetriebenen Granaten ausgestattet waren. Schützengräben-Kriegswaffen mit ihrem für den Nahbereich geeigneten Geschützfeuer und den Sprengstoffen, die zu schweren Verletzungen führen können, gehören zu den grausamsten Waffen, die in Schlachten eingesetzt werden, und diese Nacht am Beaufort Castle war so grauenhaft, dass ich mich weigere, auf die blutigen Details einzugehen. Daran habe ich mich seitdem stets gehalten.

Vieles über die Schlacht ist der Öffentlichkeit bekannt, doch Yuval schien noch viel mehr darüber zu wissen. Ich vermute, dass er von den Generälen der Armee, zu denen er immer noch Kontakt hatte, Insiderinformationen bekommen hatte. Seine Erfahrungen, seine klinische Ausbildung und unsere Absicht, den Zusammenhang zwischen Gedächtnis und PTBS zu untersuchen, motivierten Yuval zu der Frage, ob ich oder einer meiner Freunde in der Armee an PTBS leidet. Es ist kaum zu glauben, aber obwohl PTBS immer größere Aufmerksamkeit erlangte und obwohl ich eine medizinische Ausbildung hatte, sprachen meine Kameraden und ich nie über dieses Thema. Immer wenn wir uns trafen, wurde über schmerzliche Erinnerungen gesprochen, doch nur in Form von Galgenhumor.

Obwohl wir nicht zur Verschwiegenheit verpflichtet worden waren, einigten wir uns darauf, nicht nur über die Details der Schlacht, sondern auch über das, was einige Monate später mit uns passierte, Stillschweigen zu bewahren. Auf Yuvals Veranlassung kontaktierte ich einige Freunde aus der Armee, die mir erlaubten, über Erinnerungen aus der Kriegszeit zu berichten. Der Krieg ging weiter, doch nachdem unsere Einheit weitere Spezialeinsätze durchgeführt hatte, bekam sie den Befehl, zum Stützpunkt in Nordisrael zurückzukehren und auf weitere Befehle zu warten. In Sicherheit und ohne Kontakt zum Rest der Armee lebten wir in dieser Abgeschiedenheit und warteten auf unsere nächsten Befehle. Unsere rechteckigen, von großen Eukalyptusbäumen eingeschlossenen Betonbaracken waren ein Relikt aus der Zeit der Briten. Die israelische Armee hatte den Stützpunkt modernisiert und in eine Eliteschule umgewandelt, in der Wissen über Aufklärung, Spezialwaffen, Selbstverteidigung und Tötung vermittelt wurde. Zum Glück bekamen wir keine weiteren Befehle und wurden ein paar Monate später entlassen, als unsere Dienstzeit zu Ende war.

Viele von uns zeigten in den letzten Monaten der Dienstzeit ein verändertes Verhalten. Vor dem Krieg hatte niemand von uns viel Alkohol getrunken oder zur Entspannung Drogen konsumiert (zur damaligen Zeit waren bei israelischen Teenagern weder Alkohol noch Drogen zur Entspannung beliebt). Nun tranken wir zum ersten Mal Whiskey und Wodka und versteckten die Flaschen in unseren grauen Militärmetallschränken. Ein paar in der Gruppe probierten Marihuana aus. Einige wenige, die sich für Jazz und Literatur interessierten, begannen Coltrane zu schmettern, schrieben Parodien auf absurdes Theater und führten sie auf. Die Kommandeure der Einheit dachten, wir würden bloß spielen, was ja auch stimmte. Doch als ein Spieler in einer unserer Parodien, eingehüllt in die israelische Flagge, obszönes Verhalten zeigte, machte die Führung sich Sorgen. Ich erinnere mich vage an eine Diskussion, bei der erwogen wurde, einen Armeepsychiater hinzuzuziehen, aber daraus wurde nichts. PTBS war noch nicht als Störung bekannt, und wir führten unser Verhalten auf Stress zurück.

Als ich Yuval von diesen Erinnerungen erzählte und vielleicht auch unterbewusst verheimlichen wollte, dass ich mich niemals um die klinischen Aspekte gekümmert hatte, behauptete ich, die formellen Kriterien von PTBS nicht genau zu kennen. Yuval lächelte verständnisvoll und erläuterte die Kriterien wie ein Professor. Kurz danach traf ich zwei meiner engsten Freunde aus dieser Zeit, und wir schauten uns die Kriterien gemeinsam an. Wir gingen einigermaßen befremdet die Liste durch und fragten uns, ob irgendetwas davon auf uns zutraf, so als würden wir eine Umfrage bei einem Kundendienst durchgehen. Als ich Yuval danach wieder traf, sprach ich mit ihm über meine „Befunde".

Die Symptome einer PTBS, die meistens einige Monate nach dem traumatischen Ereignis auftreten, werden in vier Kategorien eingeteilt. Erstens: das traumatische Ereignis meiden, was, sieht man von unseren gelegentlichen Treffen ab, auf uns zutraf. Yuval sagte mir, dieses Verhalten sei typisch für eine durch Kriegstraumata ausgelöste PTBS und bei Kriegskameraden eine normale Entwicklung. Zweitens: eine chronisch negative Einstellung gegenüber sich und der Welt und negative Erwartungen, was die Zukunft anbelangt. Wir drei gelten als Zyniker in unseren Familien (wir sehen das nicht so!), doch keiner von uns ist schwermütig und hoffnungslos. Drittens: eine gesteigerte emotionale Reaktivität, die sich darin äußert, dass die Betroffenen beispielsweise leicht erschrecken und übertrieben wachsam sind, was Gefahren anbelangt, ein emotionaler Zustand, der Schlafstörungen und Wutausbrüche zur Folge haben kann. Wir mögen alle keine Feuerwerkskörper, weil sie Unbehagen auslösen, und wir suchen intuitiv nach Notausgängen, wenn wir einen geschlossenen öffentlichen Raum betreten, z.B. ein Theater oder ein Stadion. Dieses Verhalten ist jedoch normal und keineswegs pathologisch.

Die letzte Kategorie, die für dieses Buch die größte Bedeutung hat, ist eine Störung der sogenannten Extinktion, ein psychologischer Begriff, der die Fähigkeit beschreibt, das Trauma zu vergessen. Laut Yuval ist diese Kategorie am wichtigsten für die Diagnose, und sie bestimmt die meisten der anderen Symptome. Typisch sind zwanghafte oder wiederkehrende und belastende Erinnerungen an das traumatische Ereignis: Flashbacks, Albträume und schwere emotionale Belastungen bei Konfrontation mit Dingen, die Erinnerungen an dieses Ereignis wecken. Wir haben zwar alle lebhafte und schmerzliche Erinnerungen an das Gefecht und träumen auch immer noch davon, aber diese Erinnerungen verursachen kein emotionales Leid und erreichen nicht die für die Extinktion notwendige Schwelle.

Entscheidend für die Diagnose PTBS ist die Frage, ob und wie einige oder alle diese Symptome sich klinisch manifestieren – das heißt, ob sie das Leben beeinträchtigen. Selbst wenn wir uns gegenüber sehr selbstkritisch sind, erfüllt niemand von uns dieses klinische Kriterium. Wir sind alle glücklich verheiratet, beruflich erfolgreich und haben ein gutes Familienleben. Obwohl wir drei absolut traumatische Dinge erlebt und unauslöschliche Erinnerungen an die blutigen Details haben, hatte oder hat laut Yuval keiner von uns PTBS. Warum nicht? Um diese Frage zu beantworten, müssen wir uns anschauen, wie das emotionale Gedächtnis funktioniert – wie Emotionen, besonders negative, in die für das Gedächtnis zuständigen Netzwerke gelangen.

Wir wissen bereits, wie das Gehirn neue Gedächtnisinhalte bildet und wie sensorische Elemente bei der Gedächtnisbildung differenziert miteinander verknüpft werden, wie einzelne Elemente in verschiedenen zerebralen Prozessen verarbeitet und anschließend in einzelnen zentralen Schwerpunkten encodiert werden und wie die zentralen Schwerpunkte im Cortex sich mit dem Hippocampus verbinden, der sie für die Gedächtnisbildung bündelt und zu einem Gedächtnisnetzwerk verknüpft. Wenn Sie das nächste Mal unverhofft eine Person treffen, die Sie kennen, achten Sie auf die Prozesse bei der Erinnerung. Wenn Sie die Person sehen, merken Sie schon, wie beim Wiedererkennen die Kieselsteine durcheinanderfliegen und die Wellen sich kräuseln, wenn das Netzwerk der entsprechenden Schwerpunkte reaktiviert wird. Sie erinnern sich an den Namen der Person und auch an die dazugehörigen sensorischen Details. Das Gedächtnis wird oft von Emotionen beeinflusst, die umso heftiger und spontaner sind, je negativer die Erfahrungen waren, die Sie mit der Person in der Vergangenheit gemacht haben. Es kann sogar passieren, dass die emotionale Komponente sehr stark und Ihre Erinnerung daran so lebhaft ist, dass Sie sie quasi erneut erleben, noch bevor viele der sensorischen Details reaktiviert und in den Fokus gerückt werden.

Das emotionale Gedächtnis ist von Vorteil, besonders wenn es um negative Erfahrungen geht, denn es erleichtert die Anpassung an unsere Umgebung. Ja, unsere komplexe Welt „blüht und summt", wie es der Begründer der amerikanischen Psychologie, William James, ausdrückte, um zu beschreiben, was kleine Kinder empfinden, wenn ihre noch unerfahrenen Gehirne mit der Verarbeitung dieser Fülle von eingehenden sensorischen Informationen beginnen. Doch Welten, die blühen, können tückisch sein, und Welten, die summen, können stechen. Für uns ist es überlebenswichtig, zu wissen, wer Freund und wer Feind ist oder ob eine Situation Angst vor der Flucht signalisiert. In einer Welt, in der es weniger physische Gewalt gibt und das Leben nicht unmittelbar bedroht ist, ist die emotionale Komponente des Gedächtnisses immer noch hilfreich, wenn es um das soziale Überleben geht, wie jeder Hauptschüler weiß.

Das Erkennen von Gefahren ist demnach von fundamentaler Bedeutung für das Leben. Jedes Lebewesen besitzt hoch empfindliche Gefahrendetektoren, die mit ausgeklügelten inneren Sicherheitssystemen in Verbindung stehen. Die Gehirne von Säugetieren haben ein geniales Sicherheitssystem entwickelt, in dem die Axe „Hypothalamus-Niere" eine wichtige Rolle spielt. Springen die Gefahrendetektoren an, stimuliert der Hypothalamus, eine tief im Hirnstamm liegende Struktur, die Hypophyse; diese gibt Botenstoffe ins Blut ab, die wiederum die Nebennieren veranlassen, die Hormone Cortisol und Adrenalin auszuschütten. Diese „Stresshormone" versetzen unseren Körper in Alarmzustand, und dieser signalisiert den Systemen, sich auf Kampf, Flucht oder ein strategisch günstiges Verhalten irgendwo zwischen diesen beiden Reaktionen vorzubereiten. Die Region im Gehirn, die am empfindlichsten auf diese Stresshormone reagiert, ist die Amygdala, die, genau wie der Hippocampus, zweigeteilt ist. Die mandelförmigen Strukturen liegen genau unterhalb des Cortex („subcortikal"). Die Amygdala ist die „zentrale Kommandostelle" des Nervensystems und zuständig für wahrgenommene Bedrohungen; sie steht in Verbindung mit vielen anderen zerebralen Strukturen, um relevante Informationen zu integrieren und die vielen für unser Sicherheitssystem relevanten Bereiche zu kontrollieren, zu orchestrieren, zu aktivieren und sie wieder mit der Axe Hypothalamus-Niere zu verbinden. Dank dieser wichtigen geschlossenen Rückkoppelungsschleife kann die Amygdala bei Bedarf hochfahren und die Alarmsignale verstärken, „Alarmstufe Rot!" ausrufen und spontan einen Alarmstart organisieren.

Werden konkrete Informationen von den zentralen Schwerpunkten im Cortex verarbeitet und codiert, fungiert die Amygdala als subcortikaler zentraler Schwerpunkt, der emotionale Informationen verarbeitet und codiert (Abbildung 5). Wie die Schwerpunkte im Cortex steht auch dieser subcortikale Schwerpunkt mit dem Hippocampus, unserem Gedächtnistrainer, in Verbindung. Subcortikale emotionale Informationen werden genau wie die konkreten Informationen aus dem Cortex in ein

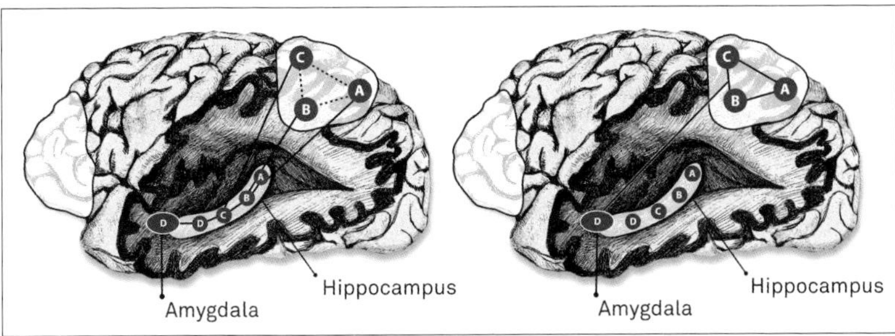

Abbildung 5: Die Amygdala und die im Gedächtnis gespeicherten Emotionen: Das linke Bild zeigt den Hippocampus in Aktion, das rechte in der Phase danach.

neu gebildetes Gedächtnis integriert, d.h. die Amygdala staffiert die bloßen Fakten in unserem Gedächtnis – Gegenstände, zeitliche und örtliche Gegebenheiten – mit emotionalen Aspekten aus.[25] Die emotionale Palette der Amygdala wird besonders stark wahrgenommen, wenn sich Kummer, Furcht, Wut oder Leid in unser Gedächtnis einprägen. Das (englische) Sprichwort „Glück wird in weiß geschrieben" besagt, dass Glücksgefühle im Gegensatz zu negativen Gefühlen keine sichtbaren Spuren auf der Seite hinterlassen; dieses Sprichwort gilt für unser Gehirn genauso wie für die Belletristik.

Ein paar Monate nachdem wir Beaufort Castle eingenommen hatten, beschlossen die Generäle, für die Familien unserer gefallenen Kameraden einen Ausflug zum Ort der Schlacht zu organisieren, was wohl eine Art Gedenkveranstaltung sein sollte. Aus heutiger Sicht empfinde ich einen Familienausflug, der jüngere Geschwister der Gefallenen einschloss und für den eine „heiße" Grenze passiert und das Land des Feindes betreten werden musste, um den immer noch mit Blut besudelten Ort der Schlacht zu besichtigen, als eine ziemlich fragwürdige Idee. Solche nicht nachvollziehbaren Entscheidungen sind nicht ungewöhnlich für vom Krieg gezeichnete Länder, in denen der Krieg Teil der ethischen Prinzipien ist und jede Generation mit Krieg konfrontiert ist oder es irgendwann sein wird. Wir gingen entspannt über das Schlachtfeld und die mittelalterliche Festung wirkte jetzt weniger bedrohlich und eher wieder wie die historische Touristenattraktion, die sie ursprünglich gewesen war. Die Schützengräben sahen bei Tageslicht und ohne den Trommelschlag des Krieges wie ausgetrocknete Bewässerungskanäle aus. Eine warme Brise wehte von Osten aus Richtung des Flusses Litani herüber, und das Gebüsch in der Umgebung war nach dem trockenen Sommer staubig. Wir beantworteten höflich die Fragen der Familien. Sie erkundigten sich nach der Schlacht auf eine Art und Weise, die merkwürdig unempathisch wirkte, so als befürchteten sie, es könnte als Entehrung des Gedenkens an die Gefallenen oder als Desinteresse verstanden werden, wenn sie nicht fragten. Wir antworteten ausführlich, sagten aber nicht alles. Ohne uns abgesprochen zu haben, waren wir uns einig, dass es besser wäre, bestimmte Details nicht zu erwähnen.

Nur einige Monate später standen wir wieder an dem Ort, an dem unser Hippocampus und unsere Amygdala entsetzliche Gedächtnisinhalte in unser Gehirn eingebrannt hatten. Natürlich wurde das Netzwerk der Erinnerungen an diese schreckliche Nacht reaktiviert. Wir verspürten ein gewisses Unbehagen, ein Spannungsgefühl im Magen, doch weder lähmten uns die Erinnerungen, noch hatten wir starke Angstgefühle. Offenbar hatte das normale Vergessen bereits seine Wirkung getan.

Blättern Sie in einem Jahrbuch und suchen Sie nach einem Bild, das einen Übeltäter zeigt, der Sie auf dem Schulhof drangsaliert hat. Emotional werden Sie immer noch negativ reagieren, aber nach all der Zeit vermutlich schwächer: Die normalen, für das Vergessen zuständigen Prozesse, die in Kapitel 1 beschrieben wurden, haben bereits ihre Wirkung getan. Funktioniert dieses normale Vergessen nicht, wie es soll, können Psychopathologien wie Phobien und andere Angststörungen wie etwa PTBS die Folge sein. Bei Störungen dieser Art wird das Gedächtnisnetzwerk vollständig reaktiviert, was eine übermäßig starke und völlig unangemessene emotionale Antwort auslöst. Angenommen, das Foto des Übeltäters löst bei Ihnen selbst noch Jahrzehnte später dieselbe – oder eine ähnliche – emotionale Reaktion wie damals auf dem Schulhof aus und Sie erleben die volle Wucht Ihrer Angst von damals noch einmal. Oder Sie spüren, dass Ihre Kraft an jenem Tag, als Sie sich wehrten, reaktiviert wird, und Ihre Fähigkeit, klar zu denken, ist heute wie damals von heftiger Wut beeinträchtigt.

Klinische Gesundheitsfachleute wie ich – also Hirnspezialist*innen – fragen in einem solchen Fall, welcher Teil des Gehirns nicht richtig funktioniert. Es kann sein, dass das Gedächtnisnetzwerk insgesamt hyperaktiv ist – die Schwerpunkte im Cortex, die das Gesicht des Übeltäters, seinen Namen sowie zeitliche und örtliche Gegebenheiten gespeichert haben, und der subcortikale Schwerpunkt, der diesem Gedächtnisinhalt die Möglichkeiten zu Kampf oder Flucht suggeriert. Es kann auch sein, dass bestimmte Schwerpunkte sich in der Zeit nach dem Vorfall eng miteinander verbunden haben. Auch der Hippocampus kommt, anatomisch gesehen, als Quelle dieser Psychopathologie in Betracht. Der Hippocampus wird normalerweise nicht gebraucht, um einen Jahrzehnte zurückliegenden Gedächtnisinhalt abzurufen, aber es ist vorstellbar, dass bei dieser durch „zu viel Erinnerung" verursachten Psychopathologie der Hippocampus weiterhin nicht normal funktioniert, dauerhaft hyperaktiv bleibt und das für Erinnerungen zuständige Netzwerk übermäßig aktiviert.

Neuere funktionale Studien mit bildgebenden Verfahren[26] haben Folgendes gezeigt: Obwohl die Merkmale einer Phobie oder eines traumatischen Ereignisses so unterschiedlich sind, ist die Quelle des beeinträchtigten emotionalen Vergessens meistens der subcortikale Schwerpunkt: eine chronisch hyperaktive und hyperreaktive Amygdala. Ich habe erfahren, dass einige meiner Kameraden, zu denen ich keinen Kontakt mehr habe, an Symptomen leiden, die vergleichbar mit einer PTBS sind. Interessant in diesem Zusammenhang ist, warum einige Menschen nach traumatisierenden Ereignissen eine PTBS entwickeln und andere nicht, obwohl sie das Gleiche erlebt haben. Es gibt eine Reihe von Faktoren, wie z.B. Rauchen und Herzerkrankungen, die Menschen, die vergleichbare Situationen erlebt haben, für Krankheiten prädisponieren. Das gilt auch für die PTBS. Auf zellulärer Ebene lässt sich die Krankheit PTBS auf eine Fehlfunktion der Neurone in der Amygdala zurückführen, die chronisch hypersensitiv und hyperreaktiv sind. Die Neurone der Amygdala zeichnen sich durch synaptische Plastizität aus und sind in der Lage, die Fortsätze ihrer Dendriten, entsprechend den in Kapitel 1 beschriebenen Prozessen, zu vergrößern. Je größer und dichter diese Fortsätze sind, desto stärker reagieren die Neurone auf eingehende Stimuli. Eine Hypothese, die erklärt, warum einige Neurone der Amygdala sich pathologisch vergrößern und andere nicht, lautet wie folgt: Diese Neurone werden dauerhaft stimuliert durch sehr schnell aufeinanderfolgende Alarmsignale. Dies kurbelt die Vergrößerung der Fortsätze bis zu der Schwelle an, an der die Neurone permanent pathologisch hyperaktiv werden. Neurolog*innen bezeichnen dies als spastische Reaktion.

Bei der Behandlung einer PTBS nutzt man die Prozesse wie beim normalen Vergessen mit dem Ziel, die Amygdala umzuprogrammieren und deren Aktivität auf Normalmaß zu reduzieren. Genau dies geschieht in der Expositionstherapie: Die Patient*innen werden in einem sicheren Setting immer wieder Angst auslösenden Stimuli ausgesetzt; dies aktiviert die für das normale Vergessen zuständigen Prozesse, was den chronischen Zustand der Hypersensitivität aufhebt.[27] Reicht die Exposition nicht aus, hilft eine tiefenpsychologische Therapie den Betroffenen, sich von den traumatisierenden und anderen belastenden emotionalen Gedächtnisinhalten zu befreien, die die Amygdala zusätzlich stimulieren. Die kognitive Verhaltenstherapie ist ebenfalls geeignet, den Patient*innen ihre Fehleinschätzungen bewusst zu machen, die oft dazu führen, dass emotionale Hinweise falsch gedeutet oder überbewertet werden. Alle diese Interventionen zielen darauf ab, das Gedächtnis zu beruhigen, seine Alarmsignale zu reduzieren und die spastische Reaktion der Neurone zu beenden – ich bin überzeugt, dass die Anwender*innen dieser ausgeklügelten psychologischen Interventionen Einwände gegen diese simple zelluläre Interpretation erheben würden. Notfalls werden diese Verhaltenstherapien mit Medikamenten kombiniert, welche die Aktivität der Amygdala dämpfen und so das normale Vergessen fördern.

Als Yuval und ich darüber sprachen, warum einige meiner Kameraden und ich von PTBS verschont blieben, interessierte er sich besonders für die Monate nach der Schlacht, die wir in der Abgeschiedenheit des Stützpunktes unserer Einheit verbrachten, „Theater spielten" und die Tage bis zu unserer Entlassung aus der Armee zählten. Gab es irgendetwas in dieser Zeit, das uns immun gegen PTBS gemacht haben könnte? Yuval glaubte das und sah den Grund darin, dass unsere vom Alkohol entwöhnten Gehirne plötzlich mit Alkohol konfrontiert wurden, von dem man weiß, dass er die Aktivität der Amygdala dämpft. Selbstverständlich verbietet sich aus klinischer Sicht die Empfehlung, viel Alkohol zu trinken, aber einige von uns haben in dieser besonders schwierigen Zeit unmittelbar nach der Rückkehr von der Schlacht sicher davon profitiert. Derzeit wird getestet, ob Substanzen wie MDMA (Ecstasy) und LSD, wenn sie unter klinischen Bedingungen verabreicht werden, bei PTBS helfen können.[28]

Keiner von uns hat diese Drogen damals konsumiert, doch einige haben angefangen, Marihuana zu konsumieren. Cannabis enthält eine interessante Gruppe von Chemikalien, vor allem Tetrahydrocannabinol (THC) und Cannabidiol (CBD). Im Gehirn gibt es spezielle Rezeptoren für THC, die bei Konsum dieser Chemikalie die Amygdala stimulieren. Die gelegentlich mit Pot einhergehenden Begleiterscheinungen wie Horror- und Angstzustände lassen sich bis in die Amygdala zurückverfolgen, die deutlich mehr Rezeptoren aufweist. Da es keine spezifischen Rezeptoren für CBD gibt, dockt die Substanz an anderen Rezeptoren an, die bekanntlich die Aktivität der Amygdala dämpfen.[29] Daher ist es gut möglich, dass für einige meiner Kameraden, vermutlich für die, die weniger auf THC reagierten und daher CBD konsumierten, das Rauchen von Pot ziemlich hilfreich war.

Yuval interessierte sich außerdem für unsere absurden Parodien. Ich erzählte ihm, dass einige Kameraden mithilfe von Requisiten morbide Themen inszenierten. Eine Requisite hatten wir uns bei einem, wie wir es zum Spaß nannten, „nächtlichen Einbruch" in unseren Behelfsflugplatz für Helikopter beschafft, der in unmittelbarer Nähe unseres Stützpunktes lag und für uns bequem zu erreichen war. Als die meisten schliefen, schlichen wir uns zu dem Behelfsflugplatz und nahmen eine amerikanische Flagge aus einem Flaggenmast, der in Eile aufgestellt worden war, weil ein unvorhergesehener Besuch von Caspar Weinberger bevorstand, dem damaligen Verteidigungsminister der USA. Am nächsten Tag benutzen wir die amerikanische und die israelische Flagge für die Inszenierung einer binationalen Beerdigungszeremonie. Die Parodie sollte den allzu freundlichen Umgang der Reagan-Regierung mit Israel karikieren, dem dieser unserer Auffassung nach sinnlosem Krieg zu verdanken war. Während ich die Details erzählte und mir beim Reden zuhörte, fiel mir auf, dass die Parodie heute eher albern als satirisch wirkte. Doch für Yuval zählte einzig und allein unser humoristischer Umgang mit der Situation, egal ob dieser intellektuell anspruchsvoll oder eher auf Schülerniveau war. Er sagte, die Parodie sei so etwas wie eine Expositionstherapie gewesen: Durch das wiederholte Aufführen der in unserem Gedächtnis gespeicherten emotionalen Elemente hatten wir diesen eine humoristische Note verliehen und so ihre blutigen Aspekte neutralisiert.[30]

Aus Yuvals Sicht war am wichtigsten, dass wir nach der Schlacht monatelang in brüderlicher Eintracht zusammenlebten – als Waffenbrüder im wahrsten Sinne des Wortes. Offenbar ist es einer der größten Risikofaktoren, an PTBS zu erkranken, wenn die Soldaten kurz nach dem traumatischen Erlebnis allein gelassen werden und ihre Gehirne ohne ein schützendes soziales Umfeld mit quälenden Rückblenden konfrontiert werden, die Schmerz, Entsetzen und Angst auslösen. Auch hier gibt es einen interessanten neurobiologischen Aspekt, der mit der Amygdala zusammenhängt. Der Umgang mit Menschen, die einem etwas bedeuten – und wir fühlten uns damals wirklich wie Brüder –, veranlasst den Körper, Oxytozin auszuschütten. Die Amygdala, die generell stark auf emotionale Signale jeglicher Art reagiert, ist reich an Oxytozin-Rezeptoren. Dockt

Oxytozin an diese Rezeptoren an, wird die Aktivität der Amygdala reduziert, was beweist, dass Oxytozin bei engen zwischenmenschlichen Beziehungen seine Wirkung entfaltet.[31]

Das Vergessen von emotionalen Gedächtnisinhalten reduziert nicht nur das Risiko, psychische Erkrankungen zu entwickeln, sondern es befreit uns auch aus dem Gefängnis von Schmerz, Angst und Ressentiments; Gefühle, die sich, und seien sie noch so klein, in jeder interpersonellen Beziehung ansammeln und diese belasten. Ich weiß von Paartherapeut*innen, dass auch Lebenspartner*innen, die durchaus glücklich sind, gelegentlich eine Pille brauchen könnten, die ihnen das emotionale Vergessen erleichtert. Und bis zu dem Zeitpunkt, als diese Substanz verboten wurde, haben manche Therapeut*innen ihren Patient*innen tatsächlich für eine gewisse Zeit Ecstasy verschrieben.

Normales emotionales Vergessen befreit uns von gewissen persönlichen Eigenschaften, die von allen als widerwärtig, kontraproduktiv und frustrierend empfunden werden – Eigenschaften, die man als Todsünden der Amygdala bezeichnen könnte: Boshaftigkeit, Rachsucht, Gehässigkeit, Heimtücke und Überheblichkeit (was ich am meisten verabscheue). Immer wenn Menschen in diesen unerfreulichen Bereich abdriften, läuft ihre Amygdala auf Hochtouren. Der letzte und wichtigste Punkt: Emotionales Vergessen befreit unseren Geist und ebnet den Weg für Vergebung. Vergeben heißt nicht, ein verletzendes Ereignis zu vergessen. Vergeben bedeutet vielmehr, Dinge loszulassen, die uns enttäuscht haben – der edelste unter den Vorteilen eines Gehirns, das vergessen kann.

Emotionales Vergessen sollte unser Ziel sein, schon um unserer geistigen Gesundheit, unseres Wohlbefindens und unserer Familie und Freund*innen willen. Ich weiß, das ist leichter gesagt als getan. Als Arzt kann ich nicht offiziell empfehlen, Medikamente zur Entspannung zu nehmen, die die Amygdala und ihre Neigung zu Spasmen dämpfen. Aber ich kann Gespräche empfehlen, entweder mit einer Therapeutin oder mit Freund*innen. Als jemand, der kein „goldener" Israeli ist, der seine extremen Intentionen nicht infrage stellen kann, als Neurologe, dem beigebracht wurde, medikamentös zu behandeln, und als Neurowissenschaftler, der, manchmal geradezu verbissen, versucht, vieles auf Moleküle zu reduzieren, praktiziere ich heute eine einfachere und elegantere Art, um unsere angeborene Fähigkeit des emotionalen Vergessens zu verbessern: Kontakte zu anderen Menschen, das Leben von der humorvollen Seite betrachten und immer wieder versuchen, so zu leben, dass das heilende Feuer der Liebe seine Wirkung entfalten kann.

Anmerkung

Um in diesem Kapitel über meine Erinnerungen an die Zeit in der Armee berichten zu können, brauchte ich nicht nur die Erlaubnis meiner Freunde aus der Armee, sondern, zur Überprüfung der Fakten, auch deren Erinnerungen an diese Zeit. Als jemand, dessen Forschungsgebiet das Gedächtnis ist, weiß ich nur allzu gut, dass Gedächtnisinhalte ständig verändert werden und das kreative Gehirn nach längerer Zeit die Vergangenheit assimiliert, manipuliert und sogar verfälscht. Da ich die Fallstricke im Zusammenhang mit Erinnerungen kenne, weiß ich, dass die Vergangenheit in unserem Gehirn nicht wie in einem Museum gespeichert ist, in dem es um die persönliche Geschichte geht, sondern wie in einer Kunstgalerie. Deshalb wollte ich meine Erinnerungen an die Kriegszeit mithilfe meiner Freunde überprüfen. Dabei erwähnte einer meiner Freunde „beiläufig", falls ich Beweise brauchen sollte, er hätte noch die amerikanische Flagge, die wir von dem Behelfsflugplatz für Helikopter stibitzt hatten. Dieser Freund war in einem der religiösen israelischen Kibbuzim geboren und aufgewachsen, hatte das Land jedoch ein paar Jahre nach seiner Entlassung aus der Armee verlassen. Als eher weltlich orientierter Jude zog er durch die Diaspora und übernahm diverse Gelegenheitsarbeiten, ließ sich schließlich in New York nieder, um eine Familie zu gründen. Er wohnte, wie ich erfreut feststellte, ein paar Blocks entfernt von mir in Manhattan.

„Damit ich das richtig verstehe", antwortete ich erstaunt, „du hast diese Flagge während unserer Zeit in der Armee nicht nur bei einem Wochenendurlaub mit nach Hause genommen, sondern sie zudem neben deinen eigenen wenigen Sachen mitgenommen, als du das Land verlassen hast und von einem Ort zum anderen gereist bist?"

„Yup", bestätigte er, als sei dies ein Schatz, der es wert war, von Ort zu Ort mitgenommen zu werden. Und so war es wohl auch.

Ein anderer Freund, der immer noch in Israel lebt und mit zu dem Trio der Waffenbrüder gehörte, besuchte etwa einen Monat später die USA. Er war genauso erstaunt wie ich zu erfahren, dass die Flagge sicher verwahrt wurde. An einem Abend trafen wir drei uns in meiner Wohnung. Wir nahmen die Flagge aus der braunen Tasche, in der sie akkurat zusammengefaltet war, und breiteten sie auf meinem Küchentisch aus. Es war schon eine Ewigkeit her, dass wir die Flagge zum letzten Mal gesehen hatten. Die Szene in meiner Wohnung hatte das Zeug für ein dramatisches Ende in einem Dokumentarfilm, in dem die Suche im Archiv etwas Verblüffendes zutage gefördert hat, etwas, worüber man staunt.

In Wirklichkeit war der Anblick dieses besonderen Erinnerungsstücks ein Reinfall. Vielleicht lag es daran, dass eine Flagge an sich etwas Triviales ist oder dass wir die Erfahrung machten, dass Souvenirs die dazugehörigen Gefühle nicht mehr reaktivieren können: Nicht jede Erinnerung vermag Begeisterung auszulösen. An jenem Abend empfanden wir alle die Enttäuschung über eine erzwungene Erinnerung, die Art von Ernüchterung, wie man sie oft erlebt, wenn man beispielsweise mit bestimmten Erwartungen zu einem Klassentreffen geht oder eine verlorene Zeit in einem Fotoalbum wiederzufinden hofft. Manchmal ist es besser, Erinnerungen sein zu lassen und sie uns nur in der Galerie unseres Gedächtnisses anzuschauen.

Doch etwas anderes fiel uns auf, etwas, das wir damals nicht wahrgenommen hatten. Die Flagge musste schnell mit der Hand zusammengenäht worden sein, denn die Nähte waren unordentlich genäht und voller Knoten, zudem waren die Streifen so nachlässig befestigt worden, dass man bei dem unteren Teil der Flagge den weißen Leinenstoff sah, auf den der letzte rote Streifen unachtsam aufgenäht war. Der Besuch von Caspar Weinberger war nicht angekündigt worden, und wir vermuteten, dass irgendein armer Soldat sich am Abend vor Weinbergers Ankunft bemüht hatte, schnell eine neue Flagge zu nähen. Die Flagge lieferte den Beweis dafür, dass das Ereignis tatsächlich stattgefunden hatte, doch jetzt wirkte sie eher wie neutrale Volkskunst und nicht wie ein wertvolles Erinnerungsstück.

Seitdem wird jedes Mal, wenn wir uns an die Zeit in der Armee erinnern, die erneute Begegnung mit der Flagge zuerst thematisiert. Wenn diese Erfahrung denn überhaupt etwas bewirkt hat, dann dies: Sie hat unsere Erinnerungen noch einmal verändert und den durch das reale Ereignis ausgelösten Schmerz weggemeißelt.

4
Furchtlose Gehirne

Furcht und Gedächtnis sind im Gehirn eng miteinander verknüpft, und das Vergessen von Emotionen ist unverzichtbar für die Gesundheit unserer Psyche. Am Beispiel der beiden Cousins S und B werden wir noch mehr über unser emotionales Gedächtnis lernen und besser verstehen, dass emotionales Vergessen generell von Vorteil ist.

Alle hielten S für sehr klug, aber er war bekannt für seine Rücksichtslosigkeit. Als Jugendlicher ging er keinem Streit aus dem Weg. Jetzt, als Erwachsener mit gewölbter Brust und polternder Stimme, war seine Autorität ungebrochen - ihm fehlte die subtile Schlagfertigkeit eines geschickten Diplomaten, und er zeichnete sich durch Bösartigkeit und Jähzorn aus. Da er großen Wert auf Status legte und keine Zeit für Spiele hatte, stieg er schnell an die Spitze seines gesellschaftlichen Umfelds auf, das sein machohaftes Verhalten belohnte. Obwohl er kalt und alles andere als liebenswert war, hatte er Kinder mit verschiedenen Frauen. In seiner Familie galt er als strenger Zuchtmeister, während jene, die nicht zu seinem unmittelbaren sozialen Umfeld gehörten, schnell seine Wut erregten. Er war beleidigend fremdenfeindlich. S war seinem Cousin B nie begegnet, aber S hätte B wegen dessen umgänglicher Art und uneigennützigen Lebensstils - beides von S weder geschätzt noch gebilligt - mit Sicherheit verspottet. B war stets locker und tolerant, konnte schnell verzeihen und bereitwillig Trost spenden. B konnte sich in Freunde und Fremde hineinversetzen. Solange es in seiner Gemeinschaft harmonisch zuging, kümmerten ihn soziale Hierarchien wenig, und es war ihm egal, ob seine Vorgesetzten weiblich oder männlich waren. Die umgängliche Art von B erstreckte sich auch auf seinen Arbeitsplatz, und er widmete seiner Arbeit genauso viel Zeit wie dem Spiel und seinem Gefühlsleben.

Die meisten von Ihnen werden Menschen oder zumindest fiktive Charaktere kennen, die so grundverschieden sind wie die hier beschriebenen. Doch S ist kein Boss, der mobbt, und B ist kein aufgeklärter Menschenfreund. S ist ein Schimpanse und B ein Bonobo.

Der zoologische Lebensbaum wurde in den 1970er-Jahren aktualisiert, als die Forschung die Tiere nicht mehr nach äußeren oder inneren Merkmalen, sondern anhand ihrer DNA klassifizierte. Solche Merkmale sind wichtig, und da die genetischen Aspekte sich zu einem Teil im Aussehen widerspiegeln, sind viele der alten Klassifizierungssysteme korrekt. Der größte Schock im Zusammenhang mit der neuen Klassifikation betraf uns Menschen, und nicht nur, weil wir die einzigen waren, die dieser Sache Beachtung schenkten. Sie zerstörte unsere Überzeugung, die Herrscher über das Tierreich zu sein. Plötzlich mussten wir unseren Thron mit unseren beiden engsten Cousins teilen, den Schimpansen und den Bonobos, mit denen wir mehr als 99 Prozent unserer Gene gemeinsam haben und mit denen wir Millionen von Jahren zusammenlebten, bevor der *Homo sapiens* sich von den beiden *Pan*-Spezies abspaltete, die sich später dann auch voneinander abspalteten. Unsere drei Spezies sind so eng miteinander verwandt, dass erwogen wurde, eine neue Klassifikation zu schaffen, in der alle unter der Gattung *Pan* oder *Homo* aufgeführt sind.

Uns interessiert vielleicht, mit welchem von unseren Cousins wir mehr Ähnlichkeit haben. Unser Gesicht hat mehr Ähnlichkeit mit dem von Bonobos und zudem gehen auch wir auf zwei Beinen. Auch wenn es bei uns eine Weile gedauert hat, gab es auch bei uns innerhalb von Familien, Clans oder Gruppen das Matriarchat wie bei den Bonobos. Doch unser soziales Verhalten ist nicht so leicht einzuschätzen, da persönliche Merkmale so stark von der Umgebung beeinflusst sind. In der Wildnis aufgewachsene Bonobos sind deutlich aggressiver als in Gefangenschaft aufgewachsene, aber sie sind nicht so rücksichtslos wie Schimpansen. Im Vergleich zu Schimpansen, die in ähnlichen Habitaten aufgewachsen sind, sind Bonobos von Natur aus altruistischer, mitfühlender, empathischer, freundlicher und toleranter. Sie sind als Erwachsene noch genauso verspielt wie in ihrer Kindheit, und laut dem Primatologen Frans de Waal ziehen sie körperliche Liebe kriegerischen Auseinandersetzungen vor. Sozialwissenschaftler*innen nennen dieses umgängliche Verhalten „prosozial“, weil die ganze Gemeinschaft davon profitiert.[32]

Mal ehrlich: Mit welcher dieser extremen Persönlichkeiten haben Sie am meisten Ähnlichkeit? Ich habe Sie durch die Art und Weise, wie ich die Geschichte von S und B dargestellt habe, sicherlich beeinflusst. Wir sollten eigentlich weder den einen noch den anderen bewerten, denn sie verdanken ihr Verhalten dem von ihren Umgebungen ausgeübten evolutionären Druck. Doch selbst wenn Sie S kritisch gegenüberstehen, muss man fairerweise sagen, dass viele den Wunsch haben, sozial, finanziell oder beruflich mehr zu erreichen. Sicher wurde Ihnen beigebracht, was man tun darf und was nicht, dennoch passiert es, dass Sie Ihr Ziel zum Nachteil anderer erreichen. Auch wenn Ihnen B spontan besser gefällt, bezweifle ich, dass die meisten Menschen so friedlich sind, dass sie nicht manchmal Lust haben, jemanden umzubringen. Auch die rücksichtslosesten Menschen haben Spaß an sozialen Aktivitäten und wollen spielen und freundschaftlich mit anderen umgehen. In Wirklichkeit ist ein Großteil unseres sozialen Verhaltens, ob angeboren oder durch frühe Erfahrungen geprägt, eine Mischung aus Schimpanse und Bonobo.

Doch angenommen, es steckt mehr von einem Schimpansen in Ihnen, als Ihnen lieb ist. Sie haben Wutausbrüche, sind manchmal kaltherzig oder können Ihre Mitmenschen bisweilen gar nicht leiden. Am schlimmsten zu ertragen ist, dass Sie einsam sind und es Ihnen schwerfällt, mit anderen in Kontakt zu kommen oder bedingungslos zu lieben. Was können Sie tun, um Ihr Verhalten und damit auch den Umgang mit anderen zu verbessern? Die Antwort des Neurologen lautet: Sie müssen die zerebralen Prozesse kennen, die für das soziale Verhalten zuständig sind, um genau zu wissen, wie Sie eine Veränderung herbeiführen können.

Der erste Schritt besteht darin, die für das soziale Verhalten zuständigen Hirnareale zu identifizieren. Vorausgesetzt, Sie wollen sich mit normalen Persönlichkeitsunterschieden und nicht mit anomalen Persönlichkeitsstörungen befassen, dann schauen Sie sich Schimpansen und Bonobos an, die aus evolutionärer Sicht in grundverschiedenen Umgebungen aufgewachsene Zwillinge sind, in denen antisoziales bzw. prosoziales Verhaltenshalten von Vorteil war. Im Jahr 2012 haben Forscher*innen genau dies getan und in einer MRT-Studie, in der eine Vielzahl von Schimpansen- und Bonobogehirnen verglichen wurden, erstaunliche Ergebnisse zutage gefördert.[33] Da man Schimpansen und Bonobos aufgrund ihres Äußeren und ihres Verhaltens leicht unterscheiden kann, erwarten Sie vielleicht, so wie ich, dass auch die Gehirne von Schimpansen und Bonobos leicht voneinander zu unterscheiden sind – schließlich weisen die Gehirne von Säugetieren eine Vielzahl von unterschiedlichen Arealen und Strukturen auf. Doch dies war nicht der Fall. Entgegen meiner Erwartung fanden die Forscher*innen in den Gehirnen von Schimpansen und Bonobos lediglich einige wenige Areale, die sich signifikant voneinander unterschieden und die alle schon in der Vergangenheit mit dem sozialen Verhalten in Zusammenhang standen.

Eine Struktur war am auffälligsten: die Amygdala. Die Ergebnisse der MRT-Studie waren eindeutig und wurden zudem durch eine mikroskopische Untersuchung der Gehirne von Schimpansen und Bonobos bestätigt. Die Forscher*innen zogen daraus den Schluss, dass die Amygdala für das soziale Verhalten von entscheidender Bedeutung ist. Diese Studien, die zur Darstellung des normalen Verhaltens gedacht waren, decken sich mit MRT-Studien von menschlichen Probanden, die die Amygdala als Ursache antisozialer Persönlichkeitsstörungen identifizieren.[34]

Beschäftigen wir uns mit der Amygdala, der Kommandozentrale des Gehirns, die unsere Reaktionen auf Gefahren aus der Außenwelt registriert und orchestriert. Die Amygdala ist eine zerebrale Struktur, die den Umgang mit Gefahren durch Erfahrungen lernt: Sie aktiviert oder vergisst Angst auslösende Gedächtnisinhalte. Wir wissen bereits, dass die für das Vergessen zuständigen Prozesse in der Amygdala bewirken können, dass wir bestimmte Aspekte traumatisierender, Angst auslösender Gedächtnisinhalte vergessen und dadurch das antisoziale Verhalten mancher Patient*innen mit PTBS, wie z.B. Wutausbrüche und sogar gewalttätiges Verhalten, verhindern können. Dies führt zu folgender Frage: Könnte es sein, dass das Vergessen ganz normaler und nicht bloß traumatisierender und zu Psychopathologien führender Gedächtnisinhalte umgänglichere Menschen aus uns macht? Doch bevor wir voreilige Schlüsse ziehen, brauchen wir noch mehr Informationen. Wir müssen wissen, ob und in welcher Weise Angst auslösende Gedächtnisinhalte mit Wut und unseren übrigen negativen, schimpansenähnlichen Eigenschaften verknüpft sind. So plausibel die Hypothese auch erscheinen mag, wir müssen sie verifizieren und herausfinden, wie es gelingt, das Vergessen unserer normalen Angst auslösenden Gedächtnisinhalte zu induzieren und dann zu zeigen, dass dieses Vergessen unser normales soziales Verhalten verbessert.

Um all diese Fragen zu klären, müssen wir uns intensiver mit der Amygdala beschäftigen und darlegen, wie sie entdeckt wurde, wie sie funktioniert und wie wir gelernt haben, das Vergessen von Angst auslösenden Gedächtnisinhalten zu induzieren.

Wie wir im letzten Kapitel erfahren haben, verdanken wir es der übermäßigen Aktivität der Amygdala, negative Gedächtnisinhalte zu speichern, was dazu führt, dass die meisten von uns sich noch gut an das schikanöse Verhalten eines Übeltäters aus Kindertagen erinnern können. Denken Sie an die Reaktionen, die er in Ihnen ausgelöst hat. Sein bloßer Anblick hat Sie bewegungsunfähig gemacht. Hat er Sie ebenfalls entdeckt, haben Sie sofort versucht, eine Begegnung mit ihm zu vermeiden. Als Sie immer wütender wurden und es nicht mehr aushalten konnten, haben Sie sich hin und wieder gewehrt oder ihm ein für alle Mal eine Lektion erteilt.

Diese Fight-or-Flight-Reaktion (Kampf-oder-Flucht-Reaktion) ist ein interessantes Verhalten, das vor mehr als einem Jahrhundert von dem Arzt und Wissenschaftler Walter Bradford Cannon beschrieben wurde. Später kam ein drittes F hinzu, das für „freeze“ (Schockstarre) steht, und die Wörter wurden entsprechend der Intensität unserer Angst auslösenden Reaktionen angeordnet. Menschen, die Angst haben, reagieren meistens zuerst mit Schockstarre, bevor sie sich zur Flucht entschließen. Verpufft die Wirkung dieser drei Angst auslösenden Zustände (freeze/Schockstarre, fight/Kampf, flight/Flucht), werden wir wütend und rüsten uns für den Kampf. Die Kampf-oder-Flucht-Theorie fand Anklang und versetzte die wissenschaftliche Welt in Begeisterung, nicht wegen ihrer gefälligen Alliteration, sondern wegen ihrer weitreichenden biologischen Implikationen. Cannon hatte gezeigt, dass so unterschiedliche Emotionen wie Angst und Wut dieselben Auswirkungen auf unseren Körper haben können. Aufgrund dieser übereinstimmenden physiologischen Reaktionen stellte er folgende Hypothese auf: So unterschiedlich Angst und Wut sich auch manifestieren, sie stammen anatomisch aus derselben Quelle; egal wie unterschiedlich die mit Schockstarre, Kampf und Flucht einhergehenden Verhaltensweisen sind, sie werden von derselben inneren Energie befeuert.

Cannon war von 1906 bis 1942 Präsident des Department of Physiology an der Harvard Medical School. Als Medizinstudent interessierte er sich für das gastrointestinale System und gehörte zu den Ersten, die Röntgenstrahlen nutzten, um körperliche Funktionen sichtbar zu machen. Durch Verknüpfung mehrerer schnell aufgenommener Röntgenbilder vom Magen der Patient*innen unmittelbar nach Beendigung einer Mahlzeit entstand ein Film, der die Peristaltik sichtbar machte, eine von unserem Magen erzeugte rhythmische Bewegung, die die Nahrung vorantreibt.[35] Als Cannon um die Jahrhundertwende eine Festanstellung als Professor bekam und damit sein Job gesichert war, wandte er sich einem Thema zu, das für einen Biologen zur damaligen Zeit das Ende seiner Karriere hätte bedeuten können. Er begann, sich mit Emotionen zu befassen, jenen schwer fassbaren mentalen Zuständen, die eigentlich das Gebiet von Psychologiestudent*innen sind.[36]

Er fand heraus, dass Emotionen die Peristaltik beeinflussen können, die bei sehr ängstlichen Proband*innen in Schockstarre verfiel. Wenn Sie in belastenden Situationen jemals unter Blähungen und Appetitlosigkeit gelitten haben, dann wissen Sie, wie es sich anfühlt, wenn Angst die Muskeln des Verdauungstraktes lähmt und die Magentätigkeit zum Erliegen kommt. Cannon fand auch heraus, dass Angst die Verdauungssäfte negativ beeinflusst. Der Mund wird beispielsweise trocken und klebrig, wenn man vor Publikum sprechen muss. Da diese durch Angst ausgelöste Reaktion automatisch abläuft und nicht zu kontrollieren ist, wurde sie als einer der ersten Lügendetektoren verwendet. In Indien trieb man früher eine Gruppe Krimineller zusammen, gab jedem einen Löffel Reis zum Kauen und ließ ihn dann auf ein Blatt spucken. Der Haufen, der am trockensten war, galt als Beweis dafür, dass die betreffende Person Angst hatte.

Cannons Leistung bestand darin, eine Möglichkeit gefunden zu haben, mit der man zweifelsfrei überprüfen kann, wie die einzelnen emotionalen Zustände sich auf unsere körperlichen Reaktionen auswirken.[37] Dafür wählte er eine körperliche Reaktion, mit der er sich am besten auskannte: die Peristaltik. Etwa zur gleichen Zeit war Adrenalin entdeckt worden, das so heißt, weil es von der Nebenniere ausgeschüttet wird. Es war der erste Botenstoff, der als Hormon bezeichnet wurde. (Der Begriff „Hormon" stammt aus dem Jahr 1905 – er leitet sich ab aus dem Lateinischen *horme* und bedeutet „eine gewaltsame Aktion", wobei der Bezug zu diesem Kapitel nicht beabsichtigt ist – und wurde verwendet für Botenstoffe, die von den exzitatorischen endokrinen Drüsen ausgeschüttet werden.) Als Cannon noch lebende Magenmuskeln in vitro mit Adrenalin beträufelte, verfielen die Muskeln in Schockstarre, genauso wie die Peristaltik bei Stress. Diese Beobachtungen zeigten nicht nur, dass Adrenalin eines der Hormone ist, über die Emotionen die Peristaltik beeinflussen können, sondern sie lieferten auch eine Methode, mit der man die Auswirkungen von Emotionen in vitro untersuchen konnte. Als Cannon einer verängstigten Katze – sie wurde kurze Zeit mit einem Hund konfrontiert – und einer entspannten Katze Blut aus der Nebennierenvene abnahm, hatte nur das Blut der verängstigten Katze die Magenmuskeln in Schockstarre versetzt. Aber der richtige Schocker kam erst, als Cannon die gleichen Untersuchungen mit dem Blut einer Katze durchführte, die nicht mehr verängstigt war, sondern wütend wurde, was sie durch Fauchen, Zähnefletschen und Ausstrecken der Krallen zeigte. Das Blut von einer Katze im Zustand der Wut und im Zustand der Angst hatte dieselben Auswirkungen: Es versetzte die Magenmuskeln in Schockstarre. Cannon wies auch nach, dass die Inhaltsstoffe im Blut der ängstlichen und der wütenden Katze noch andere identische Reaktionen im Körper auslösen: Der Blutfluss wird erhöht, und die Glukoseproduktion steigt an, was aus evolutionärer Sicht durchaus Sinn macht. Diese Reaktionen bereiten uns darauf vor, das Angst auslösende Phänomen zu konfrontieren und gegebenenfalls zu kämpfen oder zu fliehen.

Cannon und seine Anhänger*innen waren der Auffassung, dass dieselben anatomischen Strukturen die Kampf-oder-Flucht-Reaktion steuern müssten. In der ersten Hälfte des 20. Jahrhunderts endete der Versuch, die Quelle dieser Reaktion ausfindig zu machen, im unteren Teil des Gehirns oder im „Hirnstamm", in dem sich eine Struktur befindet, die als Hypothalamus bezeichnet wird – sie gehört zu unserem inneren System, das Gefahren aufspürt, und ist Teil der Hypothalamus-Adrenalin-Axe. Es wurde der Nachweis erbracht, dass der Hypothalamus die Sekretion eines weiteren Hormons mit dem Namen Cortisol kontrolliert. Dieses wird in großen Mengen ausgeschüttet, wenn wir Angst oder Wut haben. Cortisol ist wichtiger als Adrenalin, wenn es darum geht, so komplexe körperliche Reaktionen wie Kampf oder Flucht zu kontrollieren. Der Hypothalamus reguliert die Sekretion von Adrenalin und Cortisol, und dieser chemische Cocktail in unserem Blut steuert Kampf oder Flucht. Könnte es sein, dass der Hypothalamus in puncto Umgang mit Gefahren die oberste Kommandozentrale des Gehirns ist? Dies erschien unwahrscheinlich. Die Neurone des im unteren Bereich des Gehirns angesiedelten Hirnstamms werden nicht mit dem sensorischen Input der Außenwelt konfrontiert, der nötig ist, um potenziell gefährliche Signale zu registrieren, und sie führen auch keine komplexen Berechnungen durch, die für die Verarbeitung und Einschätzung der Gefährlichkeit dieser Signale erforderlich sind. Deshalb vermutete man, dass der Weg zur Quelle von Angst und Wut weiter nach oben, in die höher gelegenen Bereiche des Gehirns führt.

Ungefähr zur gleichen Zeit entdeckten Forscher*innen, dass gewöhnliche oder im Rahmen von Versuchen herbeigeführte Verletzungen der Amygdala Angstreaktionen eliminiert – keine Schockstarre, kein Kampf, keine Flucht. In den folgenden Jahrzehnten stellte sich dann heraus, dass fast alle für die Registrierung von Gefahren zuständigen Hirnareale Verbindung zur Amygdala haben, deren Output direkt mit dem Hypothalamus und anderen Bereichen des Stammhirns, die die Manifestation der Angst ermöglichen, in Verbindung stehen. Gegen Ende der 1970er-Jahre stand fest, dass die Amygdala die Kommandozentrale für den Umgang mit Gefahren ist.[38] Doch leider war deren Funktion in dieser Rolle immer noch nicht umfassend geklärt. Anatomische Studien zeigten, dass die Amygdala wie ein Archipel aus einzelnen Nuklei aussieht. Man ging davon aus, dass bestimmte Nuklei eingehende Informationen registrierten, während andere prüften, welche Stimuli eine Reaktion rechtfertigten und wieder andere die Befehle zum Hirnstamm weiterleiteten mit dem Ziel, Schockstarre, Kampf oder Flucht in die Wege zu leiten.

Studien, die klären wollten, wie jeder einzelne Nukleus und die Amygdala als Ganzes funktionieren, waren verwirrend und widersprüchlich. Stellen Sie sich vor, Sie schütten einen Karton von Ikea aus, in der sich die Einzelteile einer Garderobe befinden, die Sie ohne entsprechende Anleitung aufbauen müssen. Wenn Sie genug Zeit (und Geduld) haben, können Sie vielleicht ahnen, welcher Teil wozu geeignet ist und wie alle Teile zusammenpassen. Das können Sie aber nur, weil Sie überprüfen können, ob das Möbelstück auch funktioniert (Ist es stabil? Lassen sich die Schubladen öffnen?) und weil sich das Möbelstück nach dem Prinzip Versuch und Irrtum relativ leicht zusammenbauen und wieder auseinandernehmen lässt.

Die Forscher*innen machten in den 1980er-Jahren Fortschritte bei der Aufklärung der Funktionsweise der Amygdala.[39] Sie untersuchten Nagetiere, bestimmten ein Maß zur Einschätzung der Angst und stellten sicher, dass die Angstreaktion exakt und verlässlich kontrolliert werden konnte. Die Wissenschaftler*innen untersuchten als Ausdruck der Angst die Schockstarre und nicht die Kampf-Flucht-Reaktion, die im Labor schwierig zu messen ist. Um die Reaktion der Schockstarre kontrollieren zu können, entwickelten sie eine Versuchsanordnung, welche die Tiere veranlasste, Gedächtnisinhalte zu bilden, die einem neutralen und einem schmerzhaften Stimulus entsprachen, wobei der neutrale Stimulus ausreichen sollte, um Schockstarre auszulösen. „Angstkonditionierung" heißt dies, und genau das ist Ihnen während Ihrer Schulzeit passiert; Sie haben das Gesicht des Übeltäters mit seinen schmerzhaften Aktionen verknüpft und Ihre Angstreaktion mit seinem Gesicht in Verbindung gebracht. Nach dieser Konditionierung verfielen Sie wie ein Opossum schon bei seinem Anblick in Schockstarre. Oder, wie Cannon herausfand, hat sich Ihr Magen so verkrampft, dass Sie nichts mehr essen konnten.

Nachdem mehrere Labore ähnliche Experimente durchgeführt hatten, wussten wir, wie die einzelnen Nuklei miteinander verknüpft waren, woraus wir auf die Funktion der einzelnen Nuklei in der Amygdala schließen konnten. Einige Nuklei waren für die Registrierung und Analyse von Gefahren zuständig, andere triggerten die Reaktionen Schockstarre, Kampf oder Flucht. Fast ein Jahrhundert nachdem Cannon vermutet hatte, dass es eine Stelle im Gehirn geben muss, von der aus Angst und Wut zentral gesteuert werden, bestätigten diese Studien seine Hypothese. Darüber hinaus gaben sie Aufschluss über den Aufbau der Amygdala.

Auch wenn dieser Forschungsansatz an seinem eigentlichen Ziel vorbeiging, bescherte er uns doch viele Erkenntnisse über die Amygdala und Angst auslösende Gedächtnisinhalte. So wissen wir heute, dass Angst auslösende Gedächtnisinhalte in der Amygdala gebildet und gespeichert werden und dass die Aktivität der Amygdala mit der Anzahl der Angst auslösenden Gedächtnisinhalte zunimmt. Die letzte Anfang der 2000er-Jahre abgeschlossene Studie hat die Nuklei der Amygdala identifiziert, die Angst auslösende Gedächtnisinhalte speichern, und sie hat geklärt, wie dies geschieht.[40] Aus diesem Grunde kann ich Ihnen jetzt sagen, was in Ihrer Schulzeit mit Ihrer Amygdala passiert ist.

Ihre Angst auslösenden Gedächtnisinhalte im Zusammenhang mit dem Übeltäter wurden in Ihrer Amygdala gebildet, als dort innerhalb einer bestimmten Zeit Inputs von unterschiedlichen Nuklei eingingen. Einer der Inputs stammte von einem Nukleus, der Informationen aus dem visuellen Cortex registrierte, der das Gesicht des Übeltäters kodierte, und ein anderer Input kam von den Hirnarealen, die den Schmerz kodierten, den sein Verhalten verursachte. Diese beiden Inputs haben mithilfe des Hippocampus die „Memory-Toolbox" in dem Nukleus aktiviert, der Angst auslösende Gedächtnisinhalte speichert mit der Folge, dass die Fortsätze der Dendriten sich vergrößern und stabilisieren. Der Anblick des Übeltäters auf dem Schulhof hat ausgereicht, dass Ihre Amygdala hyperaktiv wurde und so Ihren Hirnstamm zu einer entsprechenden Reaktion veranlasste – Schockstarre, Flucht oder Wut, wie an dem Tag, als Sie sich wehrten.

Die Vergrößerung der Fortsätze erklärt die MRT-Befunde, die belegen, dass die Amygdala von Schimpansen größer ist als die von Bonobos. Von Psycholog*innen wissen wir, dass aus einem Zustand wie Angst Wut werden kann; die Soziologie hat gezeigt, dass Angst und Wut, die verschiedene Seiten ein und derselben Medaille sind, von einer Person auf die andere übergehen kann. Eine Person, die wütend ist, versetzt die andere Person in Angst, und wenn deren Angst in Wut umschlägt, kann dies wiederum Angst bei der ersten Person auslösen und so einen sich selbst erhaltenden Teufelskreis in Gang setzen. Wir alle kennen leider Beispiele für diesen Totentanz und seine zerstörerischen sozialen Konsequenzen: schlecht funktionierende Partnerschaften oder Familien, in denen viel gestritten wird.

Eine Narbe entsteht, wenn sich nach einer Verletzung neues Gewebe bildet. So gesehen, könnte die große Amygdala der Schimpansen das Resultat einer emotional bedingten Vernarbung des Gehirns sein, die aus einer Zeit stammt, als sich die Schimpansen in einem Zustand ständiger Angst und Wut befanden. Dass die Amygdala der Bereich im Hirn der Schimpansen ist, der die größten Unterschiede zu dem der Bonobos aufweist, lässt darauf schließen, wie rücksichts- und gnadenlos es in der Gesellschaft der Schimpansen zugeht – und, aus menschlicher Sicht betrachtet, wie viel Schmerz Schimpansen aushalten und wic viele Demütigungen sie erleiden müssen. Man möchte lieber sein wie ein Bonobo und Mitgefühl mit den rachsüchtigen und einsamen Anführern der Schimpansen und ihren ängstlichen und unterwürfigen Untertanen haben.

Cannon hat die Evolutionsbiologie in sein ursprüngliches Konzept integriert, um deutlich zu machen, dass die emotionalen Zwillinge Angst und Wut im Zuge evolutionärer Anpassung und natürlicher Selektion entstandene Eigenschaften von Einzelpersonen und Spezies sind. Nach Charles Darwin sind diese Eigenschaften „das Resultat massenhafter Verletzungen im Verlauf der Evolution". Ebenso wie ein Individuum aufgrund früher Lebenserfahrungen lernt, Angst zu entwickeln, so lernt auch eine Spezies, in besonders gefährlichen Umgebungen ängstlicher zu sein.

Womit wir wieder bei den Bonobos und ihren typischen prosozialen Eigenschaften wären: Altruismus, Mitgefühl, Empathie, Freundlichkeit, Toleranz, Verspieltheit, Liebenswürdigkeit und auch Sexualität. Bei „so vielen verschiedenartigen Eigenschaften" wählt die Natur oft ein zentrales Merkmal aus, und die anderen gibt es im Paket. Evolutionsbiolog*innen haben überzeugend dargelegt, dass die prägende Eigenschaft von Schimpansen Angst ist; die von Bonobos das genaue Gegenteil, nämlich Furchtlosigkeit.[41] Es leuchtet ein, dass Individuen, deren soziales Verhalten von Angst und Wut geprägt ist, eher nicht zu Altruismus, Mitgefühl, Empathie, Freundlichkeit, Toleranz und Verspieltheit neigen. Dieser auf Angst beruhende Unterschied im sozialen Verhalten ist der Motor, der den Rest des antisozialen oder prosozialen Verhaltens steuert, wobei einzelne Individuen durchaus besser an die jeweilige Umgebung der Spezies angepasst sein können. Der Schimpanse beispielsweise, der mit dem größeren und stärkeren Gorilla um knappe Ressourcen konkurriert, lebt in einer viel schwierigeren Umgebung als der Bonobo.

Das Verhalten von Hunden belegt, dass Angst eine prägende Eigenschaft ist, die sich auf andere soziale Eigenschaften auswirkt. Man geht davon aus, dass Hunde und Wölfe sich getrennt haben, als die ersten Hunde sich, wahrscheinlich infolge eines Fehlers der Natur, in die Nähe von menschlichen Siedlungen trauten und sich von dem reichhaltigen

Nahrungsangebot, das für uns Müll ist, bedienten. Aus dieser Eigenschaft der Furchtlosigkeit haben sich alle anderen positiven Eigenschaften entwickelt, die wir an Hunden schätzen. Für eine Langzeitstudie, die darauf abzielte, diesen Prozess der Evolution nachzuvollziehen, wählten die Forscher*innen Füchse aus, die in Angst auslösenden Situationen weniger aggressiv waren, und gaben den Tieren die Chance, sich mehr als zwanzig Generationen zu vermehren.[42] Die letzten Nachkommen waren nicht nur weniger ängstlich und weniger aggressiv als ihre Vorfahren, sondern zeigten auch eine Reihe anderer prosozialer Züge, die wir von Hunden kennen. Ihre sozialen Bindungen waren enger und intimer und beschränkten sich nicht nur auf die Füchse ihres eigenen Rudels, sondern sie verhielten sich auch so gegenüber anderen Füchsen und selbst gegenüber Tieren anderer Spezies. Sie litten also nicht an der schrecklichen Krankheit „Fremdenfeindlichkeit" (Xenophobie). Sie spielten gerne, schienen mehr Freude am Leben zu haben und wedelten sogar mit dem Schwanz. Und zu Cannons großer Freunde (posthum), schütteten ihre Drüsen weniger Sekrete aus, und das hormonelle Gewitter, das Angst und Wut steuert, war bedeutend schwächer.

Seit etwa zehn Jahren wissen wir sehr viel mehr über die Amygdala. Die Aktivität unserer Amygdala ist wahrscheinlich zu einem Teil genetisch bedingt, aber wir wissen heute, dass sie in erster Linie von den Angst auslösenden Gedächtnisinhalten abhängig ist. Wir wissen auch, dass die Amygdala sowohl Angst als auch Wut kontrolliert, Emotionen, die sich auf unser soziales Verhalten auswirken können. Dies bedeutet, dass eine weniger aktive Amygdala uns zu besseren Menschen macht.

Eine Möglichkeit, einen Angst auslösenden Gedächtnisinhalt zu vergessen und die Aktivität der Amygdala zu reduzieren, wäre, so vorzugehen, wie in Kapitel 1 beschrieben. Gedächtnisinhalte werden in den Neuronen der Amygdala mithilfe derselben „Memory-Toolbox" gebildet und gespeichert, die dafür sorgt, dass sich die Fortsätze der Dendriten in allen Neuronen vergrößern. Angst auslösende Gedächtnisinhalte sind, wie alle Gedächtnisinhalte, flexibel und können mit derselben, für das Vergessen zuständigen „Memory-Toolbox" verändert werden, die dafür sorgt, dass die Fortsätze sich wieder verkleinern. Stellen Sie sich vor, Sie würden Ihrem viel zitierten Missetäter noch einmal begegnen, der inzwischen eine jahrelange psychotherapeutisch Behandlung hinter sich hat oder monatelang in einem Ashram gewesen ist, wo er spirituelle Erleuchtung gesucht und gefunden hat. Er ist inzwischen nicht mehr aggressiv, vielleicht nicht gerade zu einem Engel mutiert, aber immerhin nett und freundlich geworden. Eine in einer Ihrer Amygdalae platzierte Elektrode würde eine hohe neuronale Aktivität anzeigen, wenn Sie ihm das erste Mal nach seiner Läuterung begegnen würden. Doch durch wiederholte Konfrontationen mit ihm wird diese Hyperaktivität schrittweise reduziert: Die Fortsätze, die die Angst auslösenden Gedächtnisinhalte bei Ihrer ersten Begegnung mit ihm gespeichert haben, werden kleiner, und die Neurone Ihrer Amygdala beginnen, den Prozess des Vergessens Ihrer Angst in die Wege zu leiten.

Patient*innen, die eine erfolgreiche Expositionstherapie hinter sich haben, sagen, ihr Zustand habe sich verbessert. Der Prozess des Vergessens der Angst kann tagelang oder auch viel länger, manchmal sogar ewig dauern. Aufgrund dieser langen Zeit lässt sich ein Zusammenhang zwischen dem verbesserten sozialen Verhalten und dem Vergessen der Angst nur schwer nachweisen, weil in der Zwischenzeit noch viele andere Faktoren dazu beigetragen haben könnten, dass sich das Verhalten der Patient*innen verbessert.

Dank dieser in der Vergangenheit durchgeführten Studien, die die innere Funktion der Amygdala aufgeklärt haben, wissen wir heute, wie wir das Vergessen von Angst auslösenden Gedächtnisinhalten schnell induzieren können. Vergleicht man die Amygdala mit einem Motor, fungieren bestimmte Nuklei als Pedale. Ein Nukleus der Amygdala wirkt wie ein Bremspedal, und dieses kann medikamentös beeinflusst werden, um die Aktivität der Amygdala schnell zu reduzieren. Ein anderer Nukleus der Amygdala fungiert als Gaspedal, und auch dieses kann medikamentös beeinflusst werden, um die Aktivität der Amygdala zu reduzieren. Im Tierversuch wurde die gleiche Wirkung erzielt: Die Angst wird schnell vergessen, wenn die Aktivität der Amygdala reduziert wird.

Viele Medikamente, die wir jahrzehntelang eingenommen haben – weil sie uns verschrieben wurden oder wir sie zur Entspannung genommen haben –, verstärken oder verringern den Druck auf die Pedale der Amygdala; das war uns nicht klar.[43] Ohne sich dessen bewusst zu sein, haben viele die positiven Auswirkungen einer reduzierten Aktivität der Amygdala gespürt, die uns unsere Angst vergessen lässt. Sie können sich vielleicht noch daran erinnern, dass das erste (nicht das dritte oder vierte) Glas Alkohol Ihnen den Umgang mit anderen erleichtert hat. Sie haben gemerkt, dass geringe Mengen Alkohol die Aktivität der Amygdala herabsetzen. Das Gleiche gilt für Menschen, die verschriebene Medikamente einnehmen, etwa Benzodiazepine (wie z. B. Xanax oder Aktivan) oder ein nicht auf Benzodiazepinen basierendes Derivat (wie z. B. Ambien oder Lunesta). Diese Medikamente gehören zu den Angst dämpfenden Medikamenten, denn sie reduzieren die von unseren Angst auslösenden Gedächtnisinhalten verursachten Ängste und Befürchtungen. Wenn Sie das nächste Mal Alkohol trinken oder eins von diesen Medikamenten einnehmen, achten Sie darauf, wie Sie sich fühlen. Vielleicht spüren Sie ansatzweise die vielen prosozialen Eigenschaften, die Bonobos von Schimpansen unterscheiden? Natürlich beeinflussen Alkohol und Angst dämpfende Medikamente früher oder später auch andere Hirnareale und je nachdem, wie empfindlich Sie darauf reagieren, trübt eine Erhöhung der Dosis diese Erfahrungen.

Wenn Sie zur Entspannung schon einmal MDMA (Methylenedioxymethamphetamine) genommen haben, erleben Sie die gleiche Wirkung, doch dieses Mal bleiben Sie klar im Kopf. MDMA ist eine schwer einzuschätzende Substanz, deren chemische Zusammensetzung allein keinen Aufschluss darüber gibt, wie sie sich auf das Gehirn auswirkt. Die Aussagen von Menschen, die MDMA konsumieren, stimmen jedoch überein, und die beschriebenen Auswirkungen überlappen sich bzw. sind nahezu identisch mit dem prosozialen Verhalten der Bonobos. Eine unlängst durchgeführte MRT-Studie offenbarte die neuropharmakologische Wirkung der Substanz: Sie reduziert die Hirnaktivität und dies am stärksten in der Amygdala und im Hippocampus, an die sie andockt – in etwa das, was beim Vergessen der Angst geschieht. Die Auswirkungen der Substanz können die Konsument*innen in einen Zustand der Begeisterung und Verzückung versetzen. Häufig fällt in diesem Zusammenhang das Wort „Liebe“ – eine Erfahrung, die man als Ekstase bezeichnet.[44]

Wie schon im vorigen Kapitel sind wir wieder bei der Amygdala und beim Thema Liebe angelangt. Es wäre unrealistisch, anzunehmen, dass die Amygdala ihr Bremssystem nur zu unserer Entspannung oder für unsere bacchanalischen Vergnügungen entwickelt hat.[45] Aufklärung über den wahren Sinn der hemmenden Wirkung der Amygdala liefert Oxytozin, eine vom Gehirn produzierte Substanz. Oxytozin wurde zum ersten Mal zu Beginn des 20. Jahrhunderts beschrieben, in einer Zeit, in der die Wissenschaft sich intensiv mit Hormonen beschäftigte. Während einer Geburt wird am meisten Oxytozin ausgeschüttet, was physiologisch sinnvoll ist, weil es die Muskeln des Uterus während der Geburt entspannt. Oxytozin wird auch beim Stillen ausgeschüttet, was die Milchproduktion anregt. Doch zur Mutterschaft gehört mehr als Babys gebären und stillen. Selbst die größte Zynikerin müsste einräumen, dass Mutterliebe einen so hohen Stellenwert hat, dass sie nicht infrage gestellt wird. Und an dieser Stelle wird es interessant, weil die Wirkung von Oxytozin von der physiologischen Ebene (von der Entbindungsstation, wo es zur Unterstützung der Geburt eingesetzt wird) auf die psychologische Ebene (die Mutterliebe) übergreift.[46]

Die Bedeutung von Oxytozin für die psychologischen Aspekte der Mutterschaft wurde deutlich, als man herausfand, dass das Ausmaß der mütterlichen Zuneigung durch Injektionen, die den Oxytozinspiegel variierten, beeinflusst werden konnte. Mehr Oxytozin führte zu einer stärkeren Mutter-Kind-Bindung. Auch viele soziale Beziehungen anderer Art stehen unter dem Einfluss von Oxytozin. Der heilige Stand der Ehe oder zumindest seine säkulare Manifestation, Monogamie, steht genauso unter dem Einfluss von Oxytozin wie zufällige soziale Begegnungen. Eigentlich ist es nicht nötig, Oxytozin künstlich zuzuführen; die normale Menge Oxytozin, die unser Gehirn produziert, wird erhöht bei Aktivitäten, die uns sozial und sexuell berühren.

Oxytozin ist eine überraschend einfache chemische Substanz, die in den Nuklei des Stammhirns produziert wird, von wo aus sie andere Bereiche des Gehirns erreichen kann. Die Amygdala gehört zu den Hirnbereichen, die stark auf Oxytozin reagieren, und dieses tut das Gleiche wie die Substanzen, die das Bremspedal der Amygdala aktivieren und so deren Aktivität dämpfen. Alle Säugetiere brauchen die Beziehung zu ihrer Mutter und profitieren von dem Aufbau sozialer Beziehungen innerhalb ihrer Familien und Gemeinschaften. Die Gehirne von Säugetieren haben im Laufe der Evolution gelernt, Oxytozin zu produzieren. Wenn Angst auslösende Gedächtnisinhalte dazu beitragen, unsere antisozialen, Angst auslösenden Reaktionen anzukurbeln, dann ist es verständlich, dass die Natur die Amygdala mit einem hemmenden System ausgestattet hat, das uns unsere Angst auslösenden Gedächtnisinhalte zugunsten sozialer Bindungen vergessen lässt. Denken Sie zurück an Ihren ersten Tag im Kindergarten. Sie waren vermutlich aufgeregt, aber sicher auch etwas ängstlich. In einer solchen Situation ist die erste Reaktion auf unsere Angst, in Schockstarre zu verfallen oder die Flucht zu ergreifen; bei einigen verwandelt sich die Angst, ohne dass sie es wollen, in Aggression. Dies sind nachvollziehbare Reaktionen, die keineswegs neurotisch sind, weil jede neue Umgebung eine potenzielle Gefahr bedeutet. Die drohenden Gefahren, die die Interaktion mit fremden Menschen mit sich bringt, sind real und, speziell für die Psyche kleiner Kinder, durchaus beängstigend. Diese Angstreaktionen helfen zwar, das Risiko zu minimieren und unsere physische und psychische Sicherheit zu erhöhen, indem sie uns zum Rückzug oder zum Kampf zwingen, aber sie sind von Nachteil für alle Stadien der sozialen Kontaktaufnahme, angefangen von der ersten Interaktion bis zum Aufbau wertvoller und dauerhafter Freundschaften.

Die Angst auslösenden Gedächtnisinhalte, die dafür verantwortlich sind, wie viel Angst Sie an Ihrem ersten Schultag hatten, haben sich gebildet, als Sie noch ein Kleinkind waren. Auch wenn Sie in einer liebevollen Umgebung aufgewachsen sind, haben die emotionalen Tücken von Ihrer frühen Kindheit bis zum Zeitpunkt Ihrer Ankunft im Kindergarten bereits Gedächtnisspuren in Ihrer Amygdala hinterlassen. Sich an Ängste zu erinnern, ist von entscheidender Bedeutung für Ihr Überleben, und die Amygdala ist prädestiniert, Angst auslösende Ereignisse zu registrieren und zu speichern. Glücklicherweise ist sie auch mit einem hemmenden System ausgestattet, das diese Ängste und die Erinnerungen daran dämpfen kann, aber in einem Ausmaß, dass es uns ermöglicht, soziale Beziehungen aufzubauen und zu festigen.

Stresshormone können zwischen zwei Personen eine verhängnisvolle Abwärtsspirale von Angst und Wut in Gang setzen, während Oxytozin das Gegenteil bewirkt. Bloßer Blickkontakt kann zur Ausschüttung von Oxytozin führen. Diese Kommunikation über Blickkontakt funktioniert auch zwischen Mensch und Hund. Eine kürzlich durchgeführte Studie hat Folgendes ergeben: Schauen Mensch und Hund sich tief in die Augen, steigt bei beiden der Oxytozinspiegel; wird Oxytozin injiziert, wird der Blickkontakt intensiver.[47] Machen Sie einen Versuch: Schauen Sie Ihrem Hund tief in die Augen und Sie spüren sofort ein zärtliches Gefühl, eine unmittelbare Folge der Oxytozin-Ausschüttung und der reduzierten Amygdala-Aktivität. Diese positive Wirkung erklärt den Erfolg von hundegestützten Therapieprogrammen.

Oxytozin wird auch als Liebeshormon bezeichnet, aber diese Sichtweise ist zu reduktionistisch. Oxytozin wurde zum ersten Mal im Zusammenhang mit Mutterliebe erwähnt, doch es wäre falsch, daraus zu schließen, dass alle Arten von sozialen Bindungen, bei denen Oxytozin im Spiel ist, mit Liebe zu tun haben. Für bestimmte oxytozin-abhängige Emotionen gilt diese edelste Form der sozialen Bindung sicher, doch – und das ist in Anbetracht der großen Intensität der Liebe vielleicht auch gut so – nicht für alle. Und denen, die Monogamie für das Ideal der Ehe halten, sei gesagt: Bonobos, das Paradebeispiel für prosoziale Eigenschaften, sind polygam. Es ist sehr wahrscheinlich, dass der Aufbau von Vertrauen, der ausschlaggebend für eine soziale Beziehung ist – und zwar für jede Art von sozialer Beziehung, insbesondere aber für eine Liebesbeziehung –, voraussetzt, dass wir Ängste vergessen, damit wir unseren Geist und unsere Herzen öffnen können, was ja nichts anderes bedeutet, als uns den Gefahren des sozialen Lebens auszusetzen.

Ein stark traumatisierendes Ereignis kann unser Gehirn schädigen und die gewohnte Balance zwischen der Bildung von emotionalen Gedächtnisinhalten und emotionalem Vergessen stören und unsere Persönlichkeit ins Chaos stürzen. Das Vergessen eines durch einen traumatisierenden Gedächtnisinhalt verursachten Schmerzes kann bestimmte Psychopathologien verhindern oder heilen. Auch ganz normale Erfahrungen, die wir im Leben machen, können diese Balance beeinflussen, allerdings auf subtilere Art, indem sie uns veranlassen, eine prosoziale oder antisoziale Richtung einzuschlagen.

Das aggressive Verhalten von Schimpansen, Vorgesetzten, die mobben, skrupellosen Politiker*innen und Schulhof-Übeltätern wird meistens pathologisiert. Extreme normale Eigenschaften können an einem bestimmten Punkt in den Bereich des Anomalen abdriften, etwa wenn aus Traurigkeit eine pathologische Depression wird. Die Frage ist: Wo liegt die Grenze zwischen normal und nicht normal? Dass wir uns an Ängste erinnern, ist durchaus sinnvoll. Es wäre sicher falsch, Schimpansen eine hyperaktive Amygdala zu attestieren und sie entsprechend zu behandeln, denn ihr Verhalten ist perfekt an ihre raue Umgebung angepasst. Ein Kriterium, das dazu berechtigt, den Zustand eines Menschen als pathologisch oder behandlungsbedürftig zu bewerten, ist, ob die betreffende Person darunter leidet. Die Gesellschaft und das Rechtssystem können diese Scheusale verurteilen, deren Amygdala sich haarklein an jede Kränkung und Demütigungen erinnert und die ständig in einem Zustand der Angst und Wut leben. Allerdings sollten Ärzt*innen nur Menschen, die dies auch wollen, eine solche Diagnose stellen und eine entsprechende Behandlung anbieten, und sich – wie ich es immer häufiger in unserem politischen System erlebe – Appellen verweigern, Menschen mit fragwürdiger Moral einzuschätzen, ohne sie wirklich zu kennen.

Menschen, die das Glück haben, einige ihrer Ängste vergessen zu haben, die mitfühlend sind und ihre Wut kontrollieren können, sei gesagt, dass die neurobiologischen Aspekte des Vergessens Aufschluss darüber geben, warum wir Mitgefühl mit diesen leidenden Personen haben sollten, die nicht vergessen können und mit der von ihren Ängsten verursachten Bösartigkeit leben. Wir sollten dankbar dafür sein, dass die meisten Menschen den Schrei ihrer Angst auslösenden Gedächtnisinhalte wenn nicht völlig unterdrücken, so doch wenigstens dämpfen können. Ohne die Fähigkeit, Ängste zu vergessen, wäre unser Leben sehr trostlos und einsam.

5
Aufgeräumte Gehirne

Aus einem unerfindlichen Grund lautete seine Antwort „mag sein". Ich saß mit Jasper Johns, einem der größten lebenden amerikanischen Künstler, im Esszimmer seines Hauses in Connecticut. Meine Frau und ich besitzen ein Bauernhaus kurz hinter der Grenze des Staates New York und wir statteten Jasper einen Privatbesuch ab. Jasper war fasziniert vom Gehirn und hatte mich schon häufiger zum Lunch eingeladen, um mir sein Studio zu zeigen, mit ihm über sein beeindruckendes Grundstück zu spazieren und sich mit mir, neben anderen Dingen, auch über das Gehirn zu unterhalten.

Es war eine außergewöhnliche Erfahrung, diesem herausragenden Künstler, dessen berühmteste Werke so alltägliche Objekte wie Flaggen, Zahlen, Zielscheiben darstellen, zu erklären, wie das visuelle System Objekte verarbeitet und schrittweise rekonstruiert: zuerst die Farben und Konturen, dann einzelne Komponenten in den cortikalen Bereichen niederer Ordnung und zum Schluss das ganze Gesicht, sobald die Informationen in den cortikalen Bereichen höherer Ordnung im zentralen Schwerpunkt konvergieren, und wie durch Verknüpfung verschiedener cortikaler Schwerpunkte die alltäglichen Objekte durch zusätzliche Informationen erweitert werden. Und wie Emotionen durch Verknüpfung mit den subcortikalen Schwerpunkten in dieses sensorische Geflecht integriert werden.

Jasper malte 1954 die erste einer ganzen Reihe von Flaggen ein Jahr nachdem sein Dienst in der amerikanischen Armee zu Ende war, in der Nachkriegsära, als das Nationale einen hohen Stellenwert hatte. Ich erzählte Jasper, dass meine Kameraden und ich während unserer Zeit in der israelischen Armee das emotionale Vergessen beschleunigt hatten, indem wir Flaggen und all das, wofür sie auf nationaler Ebene standen, für unsere Zwecke missbraucht hatten. Ich fragte Jasper, ob er meinte, dass seine Flaggen dem gleichen Zweck dienen könnten – zu seinem Wohl oder zum Wohl des Landes. Da er bekannt dafür war, dass er Fragen zu seinem kreativen Prozess gerne auswich, antwortete er lediglich mit einem unverbindlichen „möglich".

Geschwätzigkeit gehört nicht zu Jaspers hervorstechendsten Eigenschaften, aber er wird gesprächiger, wenn es um Kunst im Allgemeinen und um die Kunstwerke anderer geht. Wir unterhielten uns über Kreativität und über pathologisches und normales Vergessen.

Ich war zunächst erstaunt, als Jasper erzählte, dass er Willem de Kooning, einen Vertreter des abstrakten Expressionismus, und sein Werk sehr schätzt. Soweit ich mich mit Kunstgeschichte auskannte, waren Jasper und sein Zeitgenosse Robert Rauschenberg, die als Pioniere der Pop-Art galten, in erster Linie verantwortlich dafür, dass die Dominanz des abstrakten Expressionismus zu Ende ging. De Kooning beendete sein erstes aus einer ganzen Serie von kanonischen „Frauen"-Bildern lediglich zwei Jahre bevor Jasper begann, Flaggen zu malen. Zwei Jahre, doch grundverschieden in puncto Stil und Inhalt und, was ich am interessantesten fand, die Bilder vermittelten den Eindruck als seien sie in ungleichmäßigen Farbtropfen gemalt: Hier de Koonings *Woman I*, sehr expressiv mit Farbstrudeln und nicht allzu abstrakt gemalt, weckt Assoziationen, die zwischen den emotional besetzten Konzepten Mutter und Geliebte changieren, und dort Johns' *Flagge*, zweidimensional und von trügerischer Einfachheit (aus der Nähe wird die komplexe Mischung von Ölen und Wachs erkennbar), die nüchterne Darstellung eines banalen Objekts, verortet irgendwo zwischen Alltagsgegenstand und ironischem Kommentar zur Gesellschaft.

De Kooning gehörte zu den Vertretern des abstrakten Expressionismus, die sehr alt wurden; er starb 1997 mit 92 Jahren. Er begann seine letzte Serie von Bildern in den 1980er-Jahren, zu einer Zeit, als sich bereits Symptome einer Demenz zeigten. Jasper wollte etwas über die Ursache seiner Demenz erfahren, also versprach ich ihm, mich vor dem Hintergrund unserer Gespräche und allgemein zugänglicher Informationen über die medizinischen Aspekte zu kümmern. Auslöser des Korsakow-Syndroms ist ein Mangel an Vitamin B, dessen Ursache häufig exzessiver Alkoholkonsum ist. Dies traf auf de Kooning zu; er hatte über viele Jahre exzessiv Alkohol getrunken (bis in die 1970er-Jahre ging er noch regelmäßig auf Sauftouren). Ebenfalls in Betracht kam eine vaskuläre Erkrankung, die zu Demenz führen kann, wenn für die Kognition zuständige Hirnareale durch Schlaganfälle in Mitleidenschaft gezogen werden. Wie bereits in Kapitel 1 erwähnt, wird ein Vitaminmangel durch eine Blutuntersuchung und eine vaskuläre Erkrankung durch eine MRT oder CT ausgeschlossen. Ich kannte diese klinischen Studien nicht, aber der behandelnde Neurologe diagnostizierte als Ursache von de Koonings Demenz „möglicherweise" Alzheimer-Krankheit. Klinische Gesundheitsfachleute benutzten, speziell in der damaligen Zeit, den Ausdruck „möglicherweise", nachdem andere potenzielle Ursachen ausgeschlossen wurden und nachdem sie aufgrund eines eindeutigen kognitiven Profils zu der Überzeugung gelangten, dass es die Alzheimer-Krankheit ist. Sind sie nicht ganz sicher, entweder weil einige Exklusionstests positiv sind – z.B. bei nachgewiesenen Schlaganfällen – oder weil das kognitive Profil nicht zur Diagnose passt, schreiben sie „möglicherweise" Alzheimer-Krankheit. Aufgrund der Tatsache, dass de Kooning über lange Zeit exzessiv Alkohol konsumiert hatte, was gut dokumentiert und überprüft war, ging ich davon aus, dass die angeordneten Bluttests und MRT-Scans negativ waren.

Anhand von Aussagen über de Koonings Verhalten Jahre bevor die Diagnose gestellt wurde, fand ich den zweiten Hinweis auf die Alzheimer-Krankheit – das kognitive Profil. Es gibt eine aufschlussreiche Geschichte, die besagt, dass de Kooning sich nicht an die zuletzt gemalten Bilder eines guten Freundes erinnern konnte, obwohl er sie gerade angeschaut hatte, wohl aber an die Bilder, die der Künstler vor langer Zeit gemalt hatte.[48] Dies deutet auf eine Fehlfunktion des Hippocampus hin. Oder, plastischer ausgedrückt, der Hippocampus „schreit um Hilfe", um eine Redewendung des Pathologen Giovanni Morgagni zu verwenden, der im 18. Jahrhundert lebte und einer der Gründerväter der modernen Medizin ist. Er verwies als Erster auf die Notwendigkeit, sich auf die Suche nach der anatomischen Quelle einer Krankheit zu begeben. Etwa sechs Jahre nach der Geschichte mit seinem Freund, als sein kognitiver Zustand sich weiter verschlechterte, erhielt de Kooning offiziell die Diagnose Alzheimer-Krankheit. Pathologisches Vergessen nicht lange zurückliegender Ereignisse in Kombination mit einer chronischen Verschlechterung anderer kognitiver Fähigkeiten zeigt an, dass die Krankheit ihren erwartbaren anatomischen Verlauf begonnen hat. Der Todesmarsch beginnt im Hippocampus und wandert dann weiter zu den cortikalen Arealen höherer Ordnung und zu den in den vorigen Kapiteln beschriebenen cortikalen Schwerpunkten. Die Diagnose Alzheimer-Krankheit war im Fall von de Kooning korrekt.

Ich teilte Jasper meine Einschätzung mit, sagte ihm jedoch, meine klinischen Ermittlungen seien von einer offiziellen Diagnose weit entfernt. Obwohl Jasper nicht gesprächig ist, ist er doch ein anspruchsvoller Gesprächspartner. Ruhig und mit angenehmem südlichem Tonfall geht er den Dingen mit einfachen und gezielten Fragen auf den Grund. „Warum lautete die Diagnose „möglicherweise" Alzheimer-Krankheit?" Ich erklärte ihm, dass die Alzheimer-Krankheit, speziell in der damaligen Zeit, zweifelsfrei nur nach dem Tod der betroffenen Person durch eine mikroskopische Untersuchung des Gehirns festgestellt werden konnte und dass zu diesem Zweck hauchdünn geschnittene Scheiben unter dem Mikroskop auf die typischen Merkmale der Krankheit untersucht wurden: wirre Bündel aus robusten Proteinfragmenten, von denen eine Sorte, die neurofibrillären Knäuel, sich innerhalb der Neurone befindet und die andere Sorte, die Amyloid-Plaques, zwischen den Neuronen. Von meinen Besuchen in seinem Studio wusste ich, dass Jasper Wert auf Methoden und Prozesse legt – also auf den Umgang mit dem Material im Bereich der bildenden Künste – und deshalb nahm ich an, dass er an Einzelheiten interessiert war. Ich sagte ihm, dass trotz der dünnen Scheiben die Krankheitsmerkmale erst dann sichtbar werden, wenn man die Scheiben mit speziellen Farben behandelt. Erst dann werden die Krankheitsmerkmale unter dem Mikroskop in all ihrer Hässlichkeit klar erkennbar.

„Warum sagt man Alzheimer-Krankheit?" fragte Jasper. Ich antwortete, dass die Krankheit nach Alois Alzheimer benannt ist, dem deutschen Neuropathologen, der im Jahre 1906 die Krankheit eines Patienten beschrieb, der an Demenz starb. Davor galt Demenz nicht als eine Krankheit, sondern als eine Form des Wahnsinns, deren Ursache bewusste Bösartigkeit oder moralische Verdorbenheit war. Eine echte neurologische Krankheit konnte zu der Zeit nur nach dem Tod der betroffenen Person festgestellt werden. Als Dr. Alzheimer zu Beginn des 20. Jahrhunderts die unsichtbaren Anzeichen sichtbar machen konnte, postulierte er nicht nur, dass Demenz eine neurologische Erkrankung ist, sondern er ebnete auch den Weg für alle medizinischen Fortschritte, die gegen Ende des Jahrhunderts auf diesem Gebiet erzielt wurden.

„Solche Krankheiten gab es doch sicher schon vor 1906?“ fragte Jasper. Natürlich gab es die, aber erst gegen Ende des 19. Jahrhunderts begannen Neuropathologen, die Gehirnschnitte mit Chemikalien zu behandeln, die ursprünglich als Farben für die deutsche Textilindustrie entwickelt wurden. Und es stellte sich heraus, dass einige Farben nicht nur Stoffe färbten, sondern auch die Alzheimer-Krankheit sichtbar machen konnten. Jaspers ausdrucksvolle Augen funkelten, als er diese Geschichte hörte, die eine Schnittstelle zwischen der visuellen pathologischen Forschung und der bildenden Kunst offenbarte.

Das Gehirn von de Kooning wurde nach seinem Tod nicht untersucht. Neue Methoden, die geeignet sind, bei lebenden Patient*innen pathologische Anzeichen zu diagnostizieren, waren zur damaligen Zeit noch nicht verfügbar. Diese Untersuchung auf „Biomarker“ der Alzheimer-Krankheit läuft wie folgt ab: Durch Spinalpunktion gewonnene Rückenmarksflüssigkeit der Patient*innen wird entweder auf Partikel von Amyloid-Plaques und neurofibrillären Knäueln untersucht oder man injiziert den Patient*innen eine radioaktive Farbe, die sich mit den Biomarkern verbindet und sie zum Leuchten bringen, sodass sie mit einer Kamera sichtbar gemacht werden können. Also keine Autopsie und keine Biomarker. Doch nach allem, was ich wusste, war ich ziemlich überzeugt, dass die Diagnose Alzheimer-Krankheit durchaus richtig war.

Während wir uns weiter über de Koonings kognitiven Verfall unterhielten, merkte ich, dass Jaspers Interesse nicht rein akademisch war. 1995 baten die Erbschaftsverwalter von de Koonings Grundstück auf Long Island Jasper und einige Kunsthistoriker um eine Einschätzung seiner letzten Serien von Gemälden aus den 1980er-Jahren. Die Experten kannten de Koonings Diagnose und hatten den Auftrag, die Qualität der Bilder zu beurteilen – sie sollten sagen, ob sie dem späten Stil eines alternden kreativen Genies entsprechen und somit als letztes, aber authentisches Kapitel seines Werks eingestuft werden können, oder ob sie so von seiner Krankheit geprägt sind, dass man sie weder zu seinem künstlerischen Werk zählen noch der Öffentlichkeit zugänglich machen sollte, um seinem Vermächtnis nicht zu schaden. Jetzt war es an mir, die Angelegenheit mit einer einfachen Frage auf den Punkt zu bringen: Kann es sein, dass die Alzheimer-Krankheit die Fähigkeit eines Künstlers beeinträchtigt, kreativ zu sein?

Wir Neurolog*innen werden häufiger mit solchen Fragen konfrontiert, von Patient*innen, Familienangehörigen und manchmal auch von Gerichten – sie alle wollen klipp und klar wissen, inwiefern die Krankheit die berufliche Leistung beeinträchtigen kann. Dies ist nicht ohne Weiteres zu beantworten, sondern hängt ab von dem Stadium, in dem sich die Krankheit befindet. Aber die Antwort fällt bei Menschen, die in einem normalen und nicht in einem künstlerischen Beruf arbeiten, leichter.

Die Alzheimer-Krankheit ist eine langsam fortschreitende Krankheit. Der „ground zero" der Krankheit steht fest, doch der Zeitpunkt Null, also wann genau sie begann, ist unbekannt. Wir wissen allerdings, dass es Jahrzehnte dauert, bis sich eine Demenz entwickelt. Durch jahrzehntelange Beobachtungen großer Gruppen von Menschen wissen wir, dass die Alzheimer-Krankheit im „präklinischen Stadium" beginnt, wenn die Funktion der Neurone in einem Areal des Hippocampus, das als entorhinaler Cortex bezeichnet wird, sich geringfügig verschlechtert. Die betreffende Person merkt, dass sie Probleme hat, neue Informationen zu speichern – sie tut sich beispielsweise schwer, den Namen einer Person, die sie erst kurz zuvor kennengelernt hat, zu behalten – doch Probleme dieser Art sind subjektiv und werden nicht objektiv durch offizielle Gedächtnistests ermittelt. Schreitet die Krankheit weiter voran, beginnt das mittlere, das „prodromale Stadium". Die Krankheit ist immer noch auf den Hippocampus beschränkt, beginnt aber mit der Zerstörung aller Neurone, was dauerhafte und erkennbare Gedächtniseinschränkungen zur Folge hat – die Betroffenen vergessen beispielsweise den Film, den sie am Abend zuvor gesehen haben oder die Dinner-Party, die sie am vergangenen Wochenende besucht haben. Von diesem Zeitpunkt an dauert es in der Regel fünf bis zehn Jahre bis die Krankheit das Stadium der „Demenz" erreicht, denn inzwischen ist sie vom Hippocampus zu den Hirnarealen höherer Ordnung gewandert: zu den Schwerpunkten, in denen komplexe Netzwerke konvergieren, in denen weitere kognitive Fähigkeiten verortet sind. In der Frühphase der Demenz sind vor allem die Hirnareale betroffen, in denen Informationen gespeichert, verarbeitet und abgerufen werden: Die in den vorigen Kapiteln beschriebenen Schwerpunkte im Cortex, die für die Reizverarbeitung zuständig sind. Jetzt, wo nicht mehr nur der Hippocampus betroffen ist, beginnt für die Patient*innen das pathologische Vergessen: Sie erinnern sich nicht mehr an Ereignisse aus der Vergangenheit, vergessen die Namen von Freund*innen sowie Wörter und Fahrtrouten und finden nicht mehr nach Hause zurück.

Leider kommt die Krankheit hier immer noch nicht zum Stillstand. Nachdem sie sich viele Jahre auf die kognitiven Bereiche beschränkt hat, breitet sie sich über den gesamten Cortex aus und beraubt die Betroffenen ihrer Persönlichkeit. Danach erreicht sie die Nuklei im Stammhirn – neuronale Cluster von der Größe eines Knopfes –, die für das Bewusstsein und grundlegende körperliche Bedürfnisse wie Schlafen, Essen und Atmen zuständig sind. Das Endstadium der Alzheimer-Krankheit lässt Patient*innen und Familienmitglieder über die Diagnose verzweifeln. Aber meistens beschränkt sich die Krankheit auf die für die Informationsverarbeitung zuständigen Hirnareale.

„Erschießt mich, wenn es mich erwischt!" Diesen Satz höre ich oft, wenn ich mit anderen über die Alzheimer-Krankheit spreche. Zuerst hielt ich dies für eine Reaktion auf das Endstadium der Krankheit und, unter Ausblendung der ethischen Aspekte, für nachvollziehbar. Inzwischen weiß ich, dass die Angst das prodromale und das Frühstadium der Demenz betrifft und mit dem Verlust der kognitiven Fähigkeiten zu tun hat. Doch nachdem ich die Alzheimer-Krankheit und ihren Verlauf sowohl im Rahmen meiner ärztlichen Tätigkeit als auch in meiner eigenen Familie aus nächster Nähe beobachten konnte, weiß ich, dass Suizidgedanken wie diese falsch sind. Ich möchte die Angst der Patient*innen und ihrer Familien nicht herunterspielen, aber ich möchte darauf hinweisen, dass keiner meiner Patient*innen im prodromalen oder im Frühstadium der Demenz den Wunsch hatte zu sterben. Selbst wenn wir einen Großteil unserer kognitiven Fähigkeiten verlieren, können wir immer noch Kontakt zu anderen haben und das Leben genießen. Einigen leuchtet dies ein, aber meine Patient*innen haben mir vermittelt, dass wir in der heutigen Zeit, in der so viel Wert auf die Verarbeitung, Speicherung und das Abrufen von Information gelegt wird, dazu tendieren, entsprechende Fähigkeiten überzubewerten. Wir merken nicht, dass es auf viele kognitive Fähigkeiten im Leben viel weniger ankommt als auf diese: unsere charakterlichen Eigenschaften, unser Verhalten gegenüber der Familie und Freund*innen, auf unsere Fähigkeit zu lachen und zu lieben und uns von Schönheit berühren zu lassen. Doch kognitive Fähigkeiten sind in den meisten Berufen unverzichtbar, speziell in meinem, und ihr schleichender Verlust fordert seinen Preis.

Während ich Jasper die Stadien der Krankheit erläuterte, was im Zusammenhang mit der Frage, ob ein Patient mit Alzheimer-Krankheit seinen Beruf noch ausüben kann, wichtig ist, merkte ich, dass ich die ganze Zeit doziert hatte. Wir unterhielten uns also wieder ganz normal, als wir zum schwierigeren Teil der Diskussion übergingen, und versuchten, de Koonings letzte Serien den „Stadien" seiner Krankheit zuzuordnen und herauszufinden, ob die Krankheit einen Einfluss auf die Qualität seiner Bilder hatte.

Wir erörterten, ob ein Künstler noch seiner Kreativität entsprechende Bilder malen kann, wenn, wie bei dem in Kapitel 1 erwähnten Patienten H. M., seine Hippocampi entfernt werden. Der Verarbeitungsprozess auf der visuellen Ebene des Künstlers wäre vom Anfang bis zum Ende genauso intakt wie die Assoziationen, die der visuelle cortikale Schwerpunkt neben anderen sensorischen Modalitäten und Emotionen gebildet hat – sofern der Prozess der Verknüpfung Monate vor der Entfernung des Hippocampus erfolgt ist. Daraus folgerten wir, dass die Kreativität eines Künstlers in den präklinischen und prodromalen Stadien der Krankheit erhalten bleibt.

Das Problem war, dass die Krankheit bei de Kooning wahrscheinlich schon in den 1980er-Jahren den Cortex erreicht hatte, zu einer Zeit, als er die Bilder, von denen hier die Rede ist, gemalt hat. 1989 wurde bei ihm offiziell die Alzheimer-Krankheit diagnostiziert. Aufgrund unserer Erfahrungen als Neurolog*innen wissen wir, dass bei Patient*innen das Stadium der Demenz schon einige Jahre vor der Diagnose einsetzt. Es ist schwierig, dies genau zu bestimmen, weil das Voranschreiten der Alzheimer-Krankheit nicht vergleichbar ist mit einer Operation, bei der schrittweise einzelne Areale entfernt werden. Die einzelnen Stadien der Krankheit lassen sich nicht scharf voneinander abgrenzen, sondern gehen fließend ineinander über. Geht die Krankheit im Laufe der Zeit auf einen anderen Bereich über, bleibt sie jahrelang dort, schädigt die Neurone und zerstört sie allmählich. Trotz dieser anatomischen Unklarheiten meinten Jasper und ich, dass de Koonings Krankheit sich bereits in den 1980er-Jahren von seinen Hippocampi ausgebreitet und den Prozess der visuellen Verarbeitung beeinträchtigt hatte, jedoch nur die cortikalen Bereiche höherer Ordnung am oder um den zentralen visuellen Schwerpunkt herum. Ich fasste zusammen, was für unsere zerebrale Einordnung relevant war: Dass die Krankheit erst im Endstadium die unteren Bereiche der Reizverarbeitung erreicht, also von den zentralen Schwerpunkten zu den cortikalen Schwerpunkten niederer Ordnung wandert, wo Farben und Konturen verarbeitet werden. Die cortikalen Bereiche niederer Ordnung im Gehirn von de Kooning waren über weite Strecken der 1980er-Jahre relativ intakt.

Zu guter Letzt entwickelten Jasper und ich einen groben Verlauf der Krankheit von de Kooning. De Kooning hat einen Großteil seiner letzten Serie gemalt, als die Krankheit bereits den Verarbeitungsprozess in seinem visuellen Cortex beeinträchtigt hatte, allerdings nur die oberen Bereiche. Selbst im zentralen Schwerpunkt waren viele Neurone zwar noch funktionsfähig, aber sie waren „krank". Die komplexe Verarbeitung der Wahrnehmung, die dort stattfindet, war daher beeinträchtigt, aber nicht völlig zerstört; die Verbindungen dieser Neurone mit anderen Informationen und Emotionen waren nicht mehr so stabil, aber immer noch vorhanden. Im Gegensatz dazu waren die Neurone in den cortikalen Arealen niederer Ordnung während des gesamten Jahrzehnts absolut intakt. Dieser Verlauf der Krankheit kann, zumindest neurologisch, erklären, weshalb der Stil von de Kooning zu dieser Zeit so auffallend anders war als früher. Es gab keine komplexen und emotional aufgeladenen Darstellungen von Figuren, Objekten und Landschaften mehr, die mit üppig dichten und verschiedenartigen Bürstenstrichen gemalt worden waren. Stattdessen gab es dünne Bänder sowie unspektakuläre Farben und Konturen.

Wir fragten uns, ob der Krankheitsverlauf uns Erkenntnisse über die Qualität seines Spätwerks vermittelt kann, genauer gesagt, ob seine kognitiven Fähigkeiten so stark beeinträchtigt sind, dass seine künstlerischen Fähigkeiten darunter leiden. Neurolog*innen wird diese Frage häufig gestellt, wenn es darum geht zu entscheiden, ob ein Patient seinen Beruf noch ausüben kann oder nicht. Hier können neuropsychologische Tests – ähnlich wie die Checkliste eines Automechanikers – eine objektive Antwort liefern; sie zeigen, wenn ein funktionsunfähiger Hippocampus und präfrontaler Cortex sowie andere cortikale Bereiche, mit denen sie in Verbindung stehen, z.B. die Fähigkeit beeinträchtigen, Informationen zu verarbeiten und zu behalten, flüssig zu sprechen, zu rechnen, mit Zahlen und anderen abstrakten Symbolen umzugehen und sich räumlich und zeitlich zu orientieren. Diese kognitive Checkliste gibt bei den meisten Patient*innen Aufschluss darüber, ob ihr Beruf beeinträchtigt ist, aber nicht bei Künstler*innen.

Außerhalb des neurologischen Bereichs muss die Beurteilung einer künstlerischen Arbeit anderen Expert*innen überlassen werden – in diesem Fall Jasper und anderen Kunsthistoriker*innen, die das Grundstück von de Kooning 1995 besuchten. Sie waren sich einig, dass die meisten seiner Bilder, mit Ausnahme der letzten, von hoher künstlerischer Qualität waren, seinem künstlerischen Anliegen entsprachen und geeignet waren, zu seinem Werk gezählt zu werden. Dies gab den Ausschlag für eine Ausstellung seiner Bilder, die 1997 im Museum of Modern Art großen Anklang fanden.

Vor dem Hintergrund der Fallstudie von de Kooning formulierte ich die Einschätzung eines praktizierenden Neurologen: Künstler*innen können auch noch in der präklinischen, prodromalen und in den Frühstadien der Krankheit künstlerisch arbeiten. Die interessanteste Erkenntnis für mich, den mit Kognition befassten Wissenschaftler, war, dass der kreative Prozess und sogar dessen Genialität sich auch dann manifestieren können, wenn die höheren Bereiche der Reizverarbeitung beeinträchtigt sind – d.h. wenn die Komplexität der assoziativen Netzwerke nur noch bruchstückhaft vorhanden ist – und die Reizverarbeitung in den Hirnarealen niederer Ordnung erfolgt, wo sie weniger komplex ist und die assoziativen Netzwerke spärlicher und rudimentärer sind. Als Reaktion auf diesen neurologischen Exkurs hob Jasper seinen Kopf und lächelte verschmitzt.

Jasper gab dann doch noch Einblick in den kreativen Prozess, dessen Ergebnis seine *Flagge* war. Nicht ich, sondern er hatte sich dazu im Rahmen von Interviews geäußert, die in den 1960er-Jahren veröffentlicht wurden.[49] Damals sagte er, Schlaf sei ein Teil des Prozesses und die Idee, eine amerikanische Flagge zu malen, sei ihm im Traum gekommen. Träume sind Zustände, die die Kreativität fördern.[50] Das gilt nicht nur für Jasper und andere Künstler*innen, sondern auch für Wissenschaftler*innen. Ich wusste jedoch, dass es keinen Zweck hatte, Jasper zu bitten, noch mehr zu erzählen, weil seine diesbezügliche Zurückhaltung ihn daran hinderte. Doch ich vermutete, dass ihn neue Erkenntnisse über die biologische Bedeutung des Schlafs interessieren würden, Erkenntnisse, die erklären, wie es dazu kommt, dass Träume die Kreativität beflügeln.

Dass Schlaf für den Körper unverzichtbar ist, ist immer noch eines der größten biologischen Rätsel. Wir brauchen nur ein paar Minuten am Tag, um so viel zu essen und zu trinken, dass wir überleben können, aber wir müssen mehrere Stunden schlafen, um uns von der Welt und all den in ihr lauernden Gefahren zurückzuziehen. Menschen, die das Glück haben, die acht Stunden schlafen zu können, die unser Körper benötigt, und auch solche, die behaupten, weniger zu brauchen, verbringen ein Drittel ihrer Lebenszeit in einem Zustand, in dem sie schutzlos ihrer Umgebung ausgeliefert sind. Aber der Wach-Schlaf-Rhythmus ist so wichtig für unser Leben, dass kein Lebewesen mit einem komplexen Nervensystem darauf verzichten kann. Säugetiere (Menschen bis hin zu Nagetieren) schlafen, Wirbeltiere (Federvieh bis hin zu Fischen) schlafen und selbst niedere wirbellose Tiere (Fliegen bis hin zu Würmern) tun es. Doch anders als die Zufuhr von Nahrung und Flüssigkeit, deren Bedeutung für die Funktionsfähigkeit unseres Körpers klar auf der Hand liegt, wissen wir immer noch nicht, warum wir auf Schlaf nicht verzichten können.

Es gibt viele Hypothesen, die zu erklären versuchen, warum wir, trotz der Tatsache, dass die bewusste Wahrnehmung unserer Umgebung unsere Überlebenschancen erhöht, gezwungen sind, zu schlafen und dabei unsere Umgebung völlig auszublenden, um überleben zu können. Eine vor einem Vierteljahrhundert aufgestellte Hypothese findet mittlerweile immer mehr Unterstützung. Doch erst in den letzten Jahren ist es dank der Entwicklung ausgeklügelter Technologien gelungen, sie zu überprüfen und zu bestätigen.

Francis Crick, ein herausragender Wissenschaftler, dem zusammen mit anderen 1962 für seine Erforschung der DNA-Doppelhelix der Nobelpreis für Physiologie und Medizin verliehen wurde, und der somit für die in den vorigen Kapiteln beschriebene molekulare Revolution verantwortlich ist, hat sich später in seiner Karriere mit einem anderen Thema beschäftigt. Er wagte sich an die Beantwortung einer der schwierigsten Fragen der Hirnforschung: Was ist Bewusstsein und warum müssen wir schlafen? Im Jahre 1983 veröffentlichte er eine Theorie, die die biologischen Aspekte des Schlafs erklären sollte. Er fasste seine ausgeklügelte Hypothese in einem prägnanten und verblüffenden Satz zusammen: „Wir träumen, um zu vergessen."[51]

Zur Erinnerung: Die neuronalen Korrelate des Gedächtnisses sind die kleinen Ausstülpungen oder die Fortsätze der Dendriten. Jedes der Milliarden Neurone in unserem Cortex besitzt eine große Anzahl von Fortsätzen, was insgesamt eine astronomisch hohe Anzahl ausmacht. Je nach Erfahrung passen diese Fortsätze ihre Größe und die Anzahl ihrer Rezeptoren für Neurotransmitter an die jeweilige Situation an. Jeder Fortsatz ist auf molekularer Ebene in der Lage, sich abhängig von der jeweiligen Situation zu vergrößern und jede Erfahrung triggert ausgedehnte, für die Vergrößerung der Fortsätze zuständige Bereiche.

Stellen Sie sich vor, Sie tragen einen Tag lang eine Brille mit einer Minikamera, die jedes einzelne Bild von den insgesamt zigtausend Bildern festhält. Wenn Sie sich Ihre Erlebnisse dann abends mit einem Diaprojektor anschauen, würden Sie viele oder sogar die meisten davon wiedererkennen. Jedes Erkennen löst eine Vergrößerung der in Ihrem Cortex verteilten Millionen von Fortsätzen aus. Auch wenn sich bei vielen Erfahrungen die Informationen und somit auch die Fortsätze überlappen, so ist jede Erfahrung zumindest in Teilen erkennbar. Ihr Wiedererkennen ist der psychologische Beweis dafür, dass Ihr Gehirn sich im Laufe des Tages vergrößert hat, wenn auch nur ganz minimal. Stellen Sie sich jetzt vor, ein Wirbelsturm nimmt Sie mit auf eine Weltreise, auf ein wochenlanges Abenteuer; Sie jetten zu ganz unterschiedlichen Orten und anschließend verbringen Sie einen ganzen Tag damit, sich all diese Orte anzuschauen – eine Stadt, ein Dschungel, ein Gebirge, antike Ruinen, die Wüste, eine idyllische Landschaft und, sehr langweilig, eine von Urlaubern bevorzugte Insel. Jeden Tag füttern Sie Ihr Gehirn mit zigtausend einzelnen aufregenden Erinnerungen und jede kleine Erinnerung bewirkt eine starke Vergrößerung der Fortsätze. Mal abgesehen von dem räumlichen Problem – nämlich dass Ihr harter Schädel eine wesentliche Vergrößerung verhindert – würde eine derartig außer Kontrolle geratene

Vergrößerung der Fortsätze auf kognitiver Ebene zu einem totalen Chaos führen. Jeder Fortsatz kann sich nur in einem gewissen Umfang vergrößern und früher oder später hätten Ihre cortikalen Fortsätze ihre Kapazitätsgrenze erreicht. Wenn dies passiert, würden die Schnappschüsse früherer Situationen, wie auf einem gesättigten digitalen Bild ohne Kontraste zwischen den Pixeln, ausgelöscht und wären nicht mehr unterscheidbar. Ohne Fortsätze gäbe es im Cortex irgendwann keinen Platz mehr für neue Gedächtnisinhalte. Sind die für die Reizverarbeitung zuständigen cortikalen Bereiche angefüllt mit überdimensionierten Fortsätzen, wäre auch Ihre Wahrnehmung der Außenwelt in Mitleidenschaft gezogen. Ihre Wahrnehmung wäre verzerrt, weil die Neurone in diesen cortikalen Bereichen durch eingehende Informationen überstimuliert würden; zudem könnte die Funktion der Neurone durch das Überangebot von Informationen sogar gestört werden, was die normale Reizverarbeitung durcheinanderbringen würde.[52]

Crick hat 1983 als Erster die Ansicht geäußert, dass Schlaf dieses Problem durch so genanntes „smart forgetting" löst. Diese Auffassung wurde über die Jahre von seinen Student*innen und anderen Forscher*innen modifiziert und erweitert. Dank der Plastizität des Nervensystems dürften Schlaf und erst recht Träume eine zweifache und konträre Auswirkung auf die Bereiche haben, in denen sich als Reaktion auf die Eindrücke des Tages neue Fortsätze gebildet haben. Während wir träumen, aktiviert und wiederholt der Hippocampus Teile unserer Erlebnisse im Cortex, nicht aber das ganze Ereignis. Träume sind wie die Wiederholungen bestimmter Ausschnitte von Fernsehserien, die nur die wichtigsten Szenen noch einmal zeigen, die nötig sind, damit wir uns an die Handlung erinnern können. Zu diesem Zweck stimuliert der Hippocampus fortwährend bestimmte cortikale Fortsätze und stabilisiert einige von denen, deren Vergrößerung die Erfahrungen des tagsüber Erlebten zu einem Gedächtnisinhalt verknüpft haben. Anders ausgedrückt, die allermeisten der neuen Fortsätze werden nicht stimuliert, während wir träumen. Unbeständige und ungenutzte größere Bereiche der frisch vergrößerten Fortschätze sollten sich, so die Erwartung, wieder zurückbilden. Nachdem wir eine Nacht gut geschlafen haben, müsste aus den frisch vergrößerten Fortsätzen ein Gedächtnisinhalt geworden sein. Doch wie ein Vergleich des Cortex am Ende des Tages mit dem Morgen danach zeigt, haben sich die Fortsätze verkleinert, was darauf hindeutet, dass der Schlaf im Dienste des Vergessens steht. Es ist richtig, dass der sekundäre Gewinn dieser Aufräumarbeit während des Schlafes dem Gedächtnis nützt – wie bei einem kunstvoll beschnittenen Baum werden Details akzentuiert – doch der eigentliche Nutzen des Schlafes besteht dieser Hypothese zufolge darin, den Cortex zu entlasten. Der Schlaf entlastet das Gehirn und räumt es auf, und macht den Cortex so bereit für die Speicherung neuer Gedächtnisinhalte. Indem der Schlaf die Erregbarkeit der Neurone dämpft und für den Cortex irrelevante Informationen löscht, sorgt er dafür, dass der reguläre Verarbeitungsprozess und der eingehende sensorische Input aufrechterhalten bleiben.

Diese Hypothese macht Sinn, aber erst neuere Studien haben sie inhaltlich bestätigt. Im Jahre 2017 konnten Forscher*innen dank neuer, hochauflösender Mikroskope und anderer ausgeklügelter Techniken endlich die Vergrößerung der Fortsätze in größeren Bereichen des Cortex untersuchen.[53] Die Ergebnisse waren eindeutig: Der Schlaf dient einzig und allein dazu, die Fortsätze zu verkleinern und damit das Vergessen in die Wege zu leiten. Einer von Cricks ehemaligen Student*innen, der viele zukunftsweisende Studien durchgeführt und den Beweis erbracht hat, dass der Schlaf dem Vergessen dient, sagte sinngemäß: Schlaf „ist der Preis, den wir dafür zahlen", dass wir ein Nervensystem haben, dessen Lernbedürfnis so groß ist, dass es triggerfreudige Fortsätze entwickelt hat, die extrem sensibel auf unsere Umgebung reagieren.[54] Erfreulicherweise liefert diese Hypothese auch eine Erklärung dafür, warum es nötig ist, dass wir jeden Tag für so lange Zeit unsere äußere Umgebung ausblenden. Die Fortsätze werden nicht sofort kleiner. Es dauert Stunden, bis der für das aktive Vergessen zuständige komplexe molekulare Prozess einen frisch vergrößerten Fortsatz vollständig abgebaut hat. Dies bedeutet, dass sich Vergessen – im Gegensatz zu Hunger, der durch ein paar schnelle Bissen gestillt werden kann, oder zu Durst, der mit ein paar langen Züge gelöscht werden kann – nicht forcieren lässt. Vergessen braucht die ihm gebührende Zeit.

Die Konsequenzen, von denen Menschen berichten, die tagelang ohne Schlaf auskommen müssen, sind ein weiterer Beleg für die Hypothese.[55] Wenn Schlaf für das Gedächtnis wichtig ist, wie wir aus früheren Hypothesen wissen, dann müsste Schlaflosigkeit zu der Art von Gedächtnisverlust führen, den wir von den Stadien der Alzheimer-Krankheit kennen. Doch das ist nicht der Fall. Die Symptome passen zu Neuronen, die extrem sensibel auf sensorischen Input reagieren, deren Hirnareale sensorisch überlastet sind, was zu erwarten wäre, wenn es beim Schlaf in erster Linie um das Vergessen, die Verkleinerung der Fortsätze und das Löschen von Informationen ginge. Die typischen Symptome des „Nichtvergessens", die praktisch jeder auf sehr unangenehme Art und Weise zu spüren bekommt, der tagelang ohne Schlaf auskommen muss, sind verzerrte und wirre Wahrnehmungen. Schlaflosigkeit beeinträchtigt jeden Teil des visuellen Verarbeitungsprozesses: wie wir Farben und Konturen wahrnehmen und Regeln befolgen, und schlussendlich verzerrt sie das zusammengesetzte Ganze und kann vorübergehend sogar Halluzinationen auslösen.

Wie wichtig Schlaf für die Kreativität ist, wird deutlich, wenn man sich mit den Auswirkungen des schlafinduzierten Vergessens beschäftigt. Psycholog*innen haben mit Menschen gesprochen, die als sehr kreativ gelten – bildende Künstler*innen, Dichter*innen, Schriftsteller*innen, Musiker*innen, Physiker*innen, Mathematiker*innen und herausragende Biolog*innen. Dabei haben sie folgende Übereinstimmungen festgestellt: „Kreieren" bedeutet etwas Neues erschaffen; „kreativ sein" impliziert ein großes schöpferisches Potenzial. Aber was immer wieder im Zusammenhang mit dem kreativen Prozess geäußert wurde, war nicht, etwas Neues quasi aus dem Nichts zu erschaffen. Der kreative Funke fängt an zu sprühen, wenn existierende Elemente intuitiv miteinander verbunden werden – Alchemie, übertragen auf die kognitive Ebene. Die Künstler*innen beschreiben ihre kreativen Inspirationen so: Elemente in ihrem Kopf „verbinden sich" spielerisch, „kollidieren bis sie sich irgendwann zu Paaren zusammenschließen ...und eine stabile Verbindung eingehen", oder sie „verbinden sich unter der Oberfläche miteinander, bedingt durch die beinahe schon chemische Anziehungskraft ganz normaler Elemente."[56] Die von mir bevorzugte Beschreibung stammt von dem Dichter Stephen Spender, der seinen kreativen Prozess beschreibt als „eine Idee in Form einer verschwommenen Wolke, die ... zu einem Schauer von Wörtern kondensiert werden muss."

Psycholog*innen haben einen Test entwickelt mit dem Ziel, Kreativität einzuschätzen.[57] Lesen Sie diese drei Wörter: „Elefant", „Fehler",

„aktiv“. Suchen Sie ein viertes Wort, das zu allen dreien in Beziehung steht. Die Antwort lautet „Gedächtnis“. Und noch ein Wort, dass zu einem anderen Trio in Bezieht steht: „Ratte“, „blau“, „Hütte“. Lautet Ihre Antwort „Käse“, dann liegen Sie richtig. Falls nicht, denken Sie über diese beiden Antworten nach. (Weitere Beispiele finden sich bei Bowden/Jung-Beeman[58]). Sobald Sie die Wörter zusammen sehen und auf die richtige Antwort kommen oder gebracht werden, wissen Sie, dass sie richtig ist, und Sie haben ein Aha-Erlebnis. Es gibt weder einen Weg noch ein Rezept für das Gehirn, kognitiv auf die richtige Lösung zu kommen. Es passiert einfach von selbst. Die richtige Antwort ist immer schon da, irgendwo in Ihrem Cortex. Sie wissen, dass Ratten Käse fressen; Sie haben sicher schon einmal Blauschimmelkäse oder Hüttenkäse gegessen oder kennen ihn zumindest. Aber wenn Sie zu dem Wort „Ratte“ einen anderen passenden Begriff finden sollen, dann fällt Ihnen „Käse“ nicht unbedingt zuerst ein. Und wenn Sie kein Käseverkäufer sind, würde Ihnen bei „blau“ das Wort „Himmel“ einfallen; „Hütte“ lässt an „Haus“ denken. Nur wenn Sie ein Seuchenexperte sind, ein Rattenfänger, der mit verschiedenen Ködern experimentiert hat, fällt Ihnen das Wort „Käse“ vielleicht zuerst ein. Und nur wenn Sie ein Gehirnexperte sind wie ich, kommt Ihnen bei „Elefant“, „Fehler“ und „aktiv“ das Wort „Gedächtnis“ in den Sinn. Andererseits kann die Fixierung auf Wörter, die mit „Gedächtnis“ zu tun haben, sich auch hemmend auf meine Kreativität auswirken. Immer wenn ich einen der beeindruckendsten Meeresbewohner, ein Seepferdchen (lateinisch *Hippocampus*), zu Gesicht bekomme, fällt mir sofort das Wort „Gedächtnis“ ein.

Und das ist der springende Punkt. Kreativität nutzt vorhandene Assoziationen – Gedächtnisinhalte –, doch der Umgang mit ihnen muss zwanglos und spielerisch sein. Wir wissen von Künstler*innen, dass kreative Fähigkeiten das Ergebnis intensiver Beschäftigung mit verschiedenen Elementen und deren assoziativer, nicht festgelegter Verbindungen sind. Bildende Künstler*innen beschäftigen sich mit Visionen, Dichter*innen mit Sprache, Wissenschaftler*innen mit Fakten und Theorien. Doch was die wirklich Herausragenden auszeichnet, ist die Tatsache, dass ihre Assoziationen nicht in Stein gemeißelt sind.

Entkoppelte Assoziationen, keine festgelegten Verbindungen, Assoziationen, die in Ton, nicht in Stein gemeißelt sind: all diese Dinge sind die

Voraussetzung für Kreativität und erinnern irgendwie an das Vergessen. Stimmt das? Erste Hinweise, dass Vergessen der Kreativität zugutekommt, stammen aus Studien, in denen Psycholog*innen auf unterschiedliche Art und Weise die assoziative Verbindung zwischen zwei Wörtern, z.B. „blau-Himmel“ oder „Cottage-Haus“, verstärkten oder entkoppelten.[59] Die Forscher*innen konfrontierten die Probanden mehrfach mit Wortverbindungen und stellten fest, dass die Gedächtnisinhalte der Probanden stabiler waren und dass die Probanden bei Kreativitätstests anfangs erwartungsgemäß schlechter abschnitten. Ihre Leistungen verbesserten sich jedoch während der folgenden Tage und diese Verbesserung stimmte zeitlich mit dem Ablaufprogramm des Vergessens überein.

Diese Ergebnisse sind interessant, doch es gibt noch weitere Befunde aus Schlafstudien, die einen Zusammenhang zwischen Vergessen und Kreativität herstellen.[60] Diese Studien belegen eindeutig, dass unsere Kreativität, egal ob sie mithilfe von Wortfindungstests oder anderen Tests ermittelt wurde, sich deutlich verbessert, wenn wir nachts gut schlafen und vor allem, wenn wir träumen. Und wie weitere Untersuchungen ergaben, ist dieser Vorteil *nicht* der Tatsache zu verdanken, dass wir uns im Schlaf erholen oder uns im Traum ein paar Erinnerungsfetzen präsentiert werden, mit denen unser Gehirn tagsüber konfrontiert wurde. Die meisten Studien wurden durchgeführt, bevor Cricks Hypothese bestätigt wurde, der zufolge wir schlafen, um einen Großteil unserer tagsüber gebildeten Gedächtnisinhalte zu vergessen. Doch nach allem, was wir heute wissen, muss die Schlussfolgerung lauten, dass unsere Kreativität am größten ist, wenn die Assoziationen mit unseren Gedächtnisinhalten durch schlafinduziertes Vergessen locker und spielerisch bleiben.

Jeder kann sich informieren, warum wir essen müssen, wie unsere Nahrung verdaut wird, wie die Nährstoffe in die Zellen gelangen und wie die Zellen sie verbrennen, um Energie daraus zu gewinnen. Doch nichts kann uns diese Notwendigkeit deutlicher zeigen als das Hungergefühl. Die Tatsache, dass Sie sich nach einem langen und ereignisreichen Tag nach Schlaf sehnen, belegt, wie unverzichtbar das Vergessen ist. Die positiven Auswirkungen einer erholsamen Nacht sorgen dafür, dass die Fortsätze Ihrer Dendriten einsatzbereit sind und Ihr Geist erfrischt ist und erholt dem neuen Tag entgegensieht. Die geistige Müdigkeit und

Abgespanntheit, die Sie nach einer schlaflosen Nacht empfinden, sind zu einem Teil darauf zurückzuführen, dass Ihr Gehirn mit zu vielen überflüssigen Informationen konfrontiert wird.

Als Jasper und ich am Ende unseres langen Gesprächs angelangt waren, überlegten wir, ob das Vergessen eigens für die Kreativität entwickelt wurde. Es ist absolut richtig, dass wir und andere Spezies von Kreativität profitiert haben, aber wahrscheinlicher ist, dass Kreativität erst durch den Vergessensprozess entstanden ist, der sich zugunsten der in den vorigen Kapiteln beschriebenen kognitiven und emotionalen Vorteile entwickelt hat. Das Vergessen räumt unser Gehirn auf und befreit uns so von Gedächtnisinhalten, die unseren Geist hemmen und kreative Einfälle und Fantasie blockieren.

6
Einsichtige Gehirne

Wie in allen anderen Aspekten des Lebens sind auch Entscheidungen im medizinischen Bereich anfällig für Fehler. Der American Medical Association's *code of ethics* rät Ärzt*innen, weder Familienangehörige noch enge Freund*innen zu behandeln, weil eine enge Beziehung möglicherweise unsere „professionelle medizinische Urteilsfähigkeit „zu sehr beeinflusst". Wir können uns über dieses Berufsethos hinwegsetzen, wenn es beispielsweise um einen medizinischen Notfall geht, aber in einem solchen Fall müssen wir uns dies bewusst machen, um Fehler zu vermeiden.

Eine „geringfügige Befangenheit", lautet der Kommentar von Kolleg*innen, die Angehörige behandeln. Wir neigen dazu, Symptome zu bagatellisieren, hören nicht genau zu oder nehmen sie nicht ernst, wenn sie von einer Person kommen, die wir gut kennen. Einer meiner Freunde, der auch Arzt ist, ignorierte die Klage seiner dreijährigen Tochter, dass sie immerzu Durst hat und musste dann später feststellen, dass sie Diabetes hat. Jede persönliche Beziehung kann die Entscheidungsfähigkeit beeinträchtigen. Es gibt kein Berufsethos, das es Ärzt*innen verbietet, Kolleg*innen zu behandeln, aber uns muss dabei auch bewusst sein, dass wir befangen sind. Wenn eine geringfügige Befangenheit zur Folge hat, dass wir zu wenig unternehmen oder zu langsam handeln, dann kann die Behandlung eines Kollegen „maximalen Schaden" anrichten. Vielleicht aus Angst, einem Kollegen eine Diagnose zu stellen, die nicht korrekt ist, neigen wir oft dazu, zu viel zu tun und beispielsweise übertrieben viele medizinische Tests anzuordnen.

Über sich selbst Bescheid zu wissen – in positiver wie in negativer Hinsicht – wird Metakognition genannt. Ich selbst habe ein solche Situation schon einmal erlebt, als ich mir meine Liste mit den Patient*innen anschaute, die nachmittags einen Termin hatten und dabei den Namen von Dr. X. entdeckte, der ein weltbekannter Experte für Infektionskrankheiten in unserem Medizinzentrum war. Ich kannte ihn nicht persönlich, aber seinen guten Ruf, und ich hatte schon einmal ein Familienmitglied an ihn überwiesen. Ihm schien genauso wie mir bewusst zu sein, dass die Behandlung durch einen Kollegen potenziell anfällig für Fehler ist, und er versuchte von Anfang darauf zu achten, dass diese Arzt-Arzt-Konstellation unsere aktuelle Patient-Arzt-Beziehung nicht beeinflusst. Er ging sehr gezielt vor, sprach mich bei der Vorstellung betont mit Dr. Small an, und trug auch nicht seinen weißen Kittel, obwohl er zwischen der Behandlung seiner eigenen Patient*innen kurz in mein Büro gekommen war. Ich ging darauf ein, verzichtete bewusst auf den üblichen Smalltalk zwischen Krankenhausmitarbeiter*innen und forderte ihn auch nicht auf, mich Scott zu nennen, wie ich es fast bei allen tue, die nicht zu meinen Patient*innen gehören.

Dr. X. war Ende vierzig und kam mit einem merkwürdigen Anliegen zu mir. Er sagte, er sei vergesslicher als andere und das sei schon immer so gewesen. Er wollte nun objektiv überprüfen lassen, ob sein Eindruck richtig ist. Als ich ihn fragte, „Wieso gerade jetzt?“ antwortete er, seitdem er in die mittlere Lebensphase gekommen sei, beobachte er sich eben mehr, eine Antwort, die nur die halbe Wahrheit war. Anders als Karl, mein Patient mit dem „Supergedächtnis“, berichtete Dr. X, er habe schon seit seiner Grundschulzeit das Gefühl, sein Gedächtnis sei schlechter als das seiner Mitschüler*innen. Ich antwortete, sein Gedächtnis könne so schlecht nicht sein, denn wie aus seinem Lebenslauf ersichtlich ist, habe er eine sehr gute Ausbildung genossen, Elite-College und Medizinstudium, wo ein gutes Gedächtnis die Voraussetzung für Erfolg ist. Dr. X. sagte, er sei gut darin, sich Dinge „einzupauken“, könne sich neue Informationen ein paar Tage lang merken, doch dann würden sie „wie unsichtbare Tinte“ aus seinem Gedächtnis verschwinden. Egal ob es darum ging, sich Witze, die Namen berühmter Schauspieler*innen oder wissenschaftliche Fakten zu merken, was ihm kurzfristig mit historischen Daten im College oder den Hirnnerven im Medizinstudium gelang – sein Gedächtnis war eindeutig schlechter als das der anderen. Wichtig für meine Einschätzung war seine Äußerung, sein Gedächtnis sei im Laufe der Zeit nicht schlechter geworden und sein Problem müsse wohl mit der „Verschaltung der Neurone in seinem Gehirn" zusammenhängen.

Ich führte eine neurologische Untersuchung durch, die jedoch unauffällig war. Da ich wusste, dass die Angst vor Fehlern die Neigung zu übermäßig vielen medizinischen Tests befeuert, verzichtete ich auf eine MRT und die üblichen Bluttests. Doch um einen Beweis für die schlechte Funktion des Gedächtnisses von Dr. X. zu finden, bat ich eine meiner Psychologinnen, sämtliche neuropsychologische Tests durchzuführen, die nötig waren, um die kognitiven Fähigkeiten des Patienten formal zu bewerten. Die Kollegin erklärte sich bereit. Zwei Wochen später waren die Tests abgeschlossen und ausgewertet. Zu dritt sahen wir uns in dem Raum für die kognitiven Tests weiter unten auf dem Flur die Ergebnisse an. Vielleicht um Dr. X zu beruhigen – schließlich handelte es sich um einen Kollegen – lobte die Psychologin zuallererst seinen hohen IQ. Entweder weil er dies intuitiv erkannte oder vorher davon erfahren hatte, ging er über das Lob hinweg und erkundigte sich direkt nach der medizinischen Einschätzung seines Gedächtnisproblems. Ich erklärte ihm, wie ich es auch bei meinen vielen anderen Patient*innen und meinen Student*innen zu tun pflege, dass die Neurologen das schwer definierbare Konzept „Gedächtnis" nach Maßgabe der anatomischen Strukturen des Gehirns einteilen in: den Hippocampus und seine Rolle bei der Bildung des Langzeitgedächtnisses; die hinteren Bereiche des Cortex, wo die Gedächtnisinhalte gespeichert werden; und den präfrontalen Cortex, der uns den Zugang zu den in den cortikalen Bereichen gespeicherten Gedächtnisinhalten ermöglicht. Ich erklärte, dass jedes Gedächtnissystem durch neuropsychologische Tests überprüft wird. Die Psychologin reagierte auf das Stichwort und informierte ihn weiter über seine Werte.

Die Werte der Tests, welche die Bereiche für die Speicherung und das Auffinden von Gedächtnisinhalten überprüften, waren normal, aber die Funktion seines Hippocampus war schlechter als normal. Ich griff schnell ein und erklärte, diese Funktion sei zwar unterdurchschnittlich, jedoch nicht anormal; es gebe auch verschiedene Körpergrößen und sein Gehirn liege eben unterhalb der Norm. Da er im medizinischen Bereich bewandert war, griff er die Analogie auf und wies höflich darauf hin, dass die Körpergröße eines Menschen zwar genetisch determiniert ist, dass eine Mangelernährung sich jedoch negativ darauf auswirken kann. Er fragte, ob dies auch für das Gedächtnis gilt. Ich antwortete, dass seine Vermutung richtig ist. Man weiß schon lange, dass die Ernährung die kognitiven Fähigkeiten beeinflusst. Im Jahre 2014 wurden beispielsweise die Flavonole entdeckt, eine Gruppe von Nährstoffen, die sich auf die Funktion des Hippocampus auswirkt.[61] Flavanole kommen in vielen Früchten und in grünem Tee vor, aber in großen Mengen auch in Kakaobohnen, weshalb sie auch „Kakaoflavanole" genannt werden. Eine kurze Überprüfung der Ernährung von Dr. X. ergab, dass er sich vorbildlich ernährt. Bluttests zur Bestimmung des Flavanolkonsums befinden sich in der Entwicklung, sind aber noch nicht verfügbar. Ich vermutete, dass das unterhalb der Norm liegende Gedächtnis von Dr. X. genetisch bedingt war. Da ich wusste, dass es ihn interessieren würde, versprach ich, ihm aktuelle Texte zuzuschicken, in denen die Proteine und die sie kodierenden Gene aufgeführt sind, die eine Wirkung auf die vom Hippocampus abhängige Gedächtnisfunktion haben.[62] Ich machte ihn auch darauf aufmerksam, dass diese genetischen Informationen therapeutisch irrelevant sind. Ich sagte ihm, er habe wahrscheinlich recht mit seiner Annahme, das Problem habe mit der Verschaltung seiner Neurone im Gehirn zu tun. Er erwähnte, sein Vater habe ein ausgesprochen schlechtes Gedächtnis gehabt, was dazu passte. Er schien zufrieden zu sein, dass ein konkreter Grund für sein schlechtes Gedächtnis gefunden wurde. Über sich selbst Bescheid zu wissen, selbst wenn dies bedeutet, dass man in der einen oder anderen Hinsicht unterhalb der Norm liegt, kann sehr befreiend sein.

Dann kam Dr. X. noch einmal auf seinen IQ zu sprechen, weil er sich wunderte, dass er trotz seines schlechten Gedächtnisses einen so hohen IQ hatte. Die Psychologin beantwortete diese Frage und erklärte ihm, wie der IQ gemessen und ausgewertet wird. Der Test, mit dem sie normalerweise arbeitet, besteht aus verschiedenen Einzeltests für die unterschiedlichen Hirnfunktionen, die in ihrer Gesamtheit über unsere Intelligenz entscheiden. Lediglich einer ist für das System des Hippocampus und überprüft den Umfang unseres Wortschatzes und wie gut unsere Kenntnisse in Geografie und Geschichte sind. Die Werte von Dr. X. waren in diesem Bereich bestenfalls durchschnittlich. Sein außergewöhnlich hoher IQ kam wegen seiner herausragenden Leistungen in den anderen, weniger vom Hippocampus abhängigen Einzeltests zustande. Psycholog*innen fassen viele dieser Einzeltests oft zur Überprüfung einer kognitiven Fähigkeit zusammen, die etwas hochtrabend als „exekutive Funktion" bezeichnet wird.

Hochtrabend, vielleicht. Superwichtig, ja! Doch der Ausdruck exekutive Funktion ist nebulöser und schwieriger zu erklären als beispielsweise Gedächtnis oder Sprache. Eine Kränkung für den brillanten Verstand von Dr. X.; er wollte nun mehr darüber erfahren. Die Psychologin und ich kamen seinem Wunsch nach. Der exekutive Bereich des Gehirns ist, ähnlich wie die höchste Regierungsebene oder die Unternehmensführung, dafür zuständig, die eingehenden Informationen zu prüfen und die durch dieses „Intel" präsentierten Probleme zu lösen. Hält der exekutive Teil des Gehirns Korrekturen für nötig, dann entwickelt und implementiert seine zweite Funktion einen geeigneten Aktionsplan. Es gibt zwar neuropsychologische Tests für die zweite Funktion des exekutiven Teils – sie werden Bewerber*innen vorgelegt, die sich für anspruchsvolle Jobs interessieren –, doch wir arbeiten mit neuropsychologischen Tests, die vor allem die erste Funktion des exekutiven Teils überprüfen: Denkvermögen und analytische Problemlösungsstrategien. In diesem Teil schnitt Dr. X. hervorragend ab, was seinen hohen IQ erklärte. Dr. X. erkannte dies sofort, spielte seine Leistung herunter und meinte, das sei doch nur Mathematik und darin sei er schon immer sehr gut gewesen. „Aber was ist denn Mathematik?", antworteten die Psychologin und ich unisono und ein bisschen erstaunt. Es ist nicht schlimm, Dinge herunterzuspielen – wir alle tun dies ab und zu –, aber zu sagen, dass Denken wie Mathematik ist, ist ein Zirkelschluss, wie z.B. Denken bedeutet, dass man denkt. Psycholog*innen wollen etwas über die mentalen Prozesse erfahren, die uns zu mathematischem oder anders geartetem Denken befähigen, und Neurolog*innen wollen wissen, an welcher Stelle im Gehirn diese neuronalen Prozesse ablaufen.

Zuerst zur Psychologie. Psycholog*innen verweisen auf eine andere Art von Gedächtnisfunktion, die wir zum Denken oder Problemlösen brauchen – etwa, wenn wir uns mit Mathematik beschäftigen. Die Rede ist von dem Arbeitsgedächtnis. Das Arbeitsgedächtnis, das nicht mit dem vom Hippocampus abhängigen Gedächtnis verwechselt werden darf, sorgt dafür, dass wir Informationen lange genug behalten, um damit arbeiten zu können. Es ist unser mentaler Notizblock, den wir vollkritzeln können, unser mentaler Jongleur, der uns befähigt, mehrere Informationen gleichzeitig in der Luft zu halten.[63] Hier ein Beispiel, bei dem das Arbeitsgedächtnis zum Einsatz kommt: Schüler*innen werden mit dieser immer wieder gestellten und für viele frustrierenden Aufgabe konfrontiert: Zwei Züge rasen mit unterschiedlicher Geschwindigkeit aufeinander zu. Wann stoßen sie zusammen? Immer wenn wir komplexe dreidimensionale Objekte im Kopf der Reihe nach austauschen oder herausfinden sollen, welches Objekt nicht zu den anderen Objekten passt, nutzen wir unser analytisches Gedächtnissystem. Hier ein einfacheres Beispiel, das das Arbeitsgedächtnis beim Lösen von Mathematikaufgaben in Aktion zeigt: Patient*innen bekommen die Aufgabe, von Hundert abwärts immer sieben abzuziehen: z.B. 100 minus 7 (93), 93 minus 7 (86) usw., und wir beobachten, wie weit sie kommen. Das Arbeitsgedächtnis ist für Informationen jedweder Art zuständig und keineswegs auf mathematische Aufgaben beschränkt. Bei einem anderen, von uns eingesetzten Test sollen Patient*innen das Wort „Welt" rückwärts buchstabieren. Dieser Test belegt, dass das Arbeitsgedächtnis bei rein analytischen Problemen auch ohne die Inhalte des Langzeitgedächtnisses auskommt, aber er zeigt auch, dass es von diesen profitieren kann, weil die Erinnerung daran, wie man „Welt" vorwärts buchstabiert, den Druck auf das Arbeitsgedächtnis abschwächt. Bei all diesen Tests müssen die Proband*innen kurzfristig neue Informationen speichern oder auf alte Informationen (Zahlen, Wörter, Objekte, Konzepte) zurückgreifen und sie so lange behalten, wie sie damit arbeiten (rechnen, buchstabieren, ersetzen, vergleichen). Im Gegensatz zu den hippocampusabhängigen Gedächtnisinhalten können wir diese Informationen, wenn wir sie nicht mehr brauchen, zusammenknüllen und wegwerfen.

Die exekutive Funktion ist verortet im präfrontalen Cortex, ein Hirnareal, von dem schon im Zusammenhang mit dem Zugang zu Gedächtnisinhalten die Rede war. Der präfrontale Cortex ist groß; er ist einer der größten Bereiche des Gehirns, weil hier sämtliche Areale konvergieren, die gemeinschaftlich agieren. Im präfrontalen Cortex gehen sämtliche Inputs ein, die für die exekutive Funktion gebraucht werden. Er empfängt in Echtzeit von den sensorischen Arealen im Cortex aktuelle Daten über die Außenwelt, von denen im Zusammenhang mit Gesichtern und

Namen die Rede war, und von den Amygdalae blitzschnelle Einschätzungen potenzieller Gefahren. Im Bedarfsfall kann der präfrontale Cortex auch alte Information herunterladen. Das Arbeitsgedächtnis arbeitet in dem Teil des präfrontalen Cortex, den man mit dem White House Situation Room vergleichen kann, wo neue und alte Informationen schnell analysiert werden, um Entscheidungen treffen und Aktionspläne entwickeln zu können. Der präfrontale Cortex kann auch den zweiten Teil der exekutiven Funktion übernehmen, einen Plan entwickeln und einschätzen und dann entscheiden, wie es gelingt, diesen Plan so optimal umzusetzen und zu implementieren, dass sämtliche motorische Bereiche des Gehirns sofort darauf reagieren.

In der Regel erkennt man die neurologischen Aspekte einer komplexen Hirnfunktion am besten, wenn sie fehlen. Die exekutive Funktion ist bei Patient*innen mit Verletzungen des präfrontalen Cortex beeinträchtigt. Da Dr. X., wie die meisten Menschen, noch nie einen solchen Patienten gesehen hat, klärten wir ihn mithilfe eines einfacheren Beispiels auf: Gehirn und Verhalten von Kindern. In der Zeit, wenn wir uns vom Säugling zum Kind entwickeln, sind alle sensorischen Systeme im hinteren Teil des Gehirns, die nötig sind, um Informationen in den präfrontalen Cortex weiterzuleiten, voll entwickelt. Auch alle für die Motorik zuständigen Bereiche, die der präfrontale Cortex braucht, um einen Aktionsplan zu entwickeln und zu implementieren – insbesondere Sprache und koordinierte Kontrolle über die Bewegung der Gliedmaßen – sind ausgebildet und einsatzbereit. Selbst das vom Hippocampus abhängige Gedächtnissystem ist funktionsfähig (bei Kindern ab dem Alter von drei Jahren, weshalb wir keine Erinnerung an unser Säuglingsalter haben). Was noch fehlt, ist die zentrale Kommandostelle im präfrontalen Cortex. Die endgültige Entwicklung des präfrontalen Cortex liegt in puncto Entwicklung des Gehirns ziemlich weit hinten und ist erst gegen Ende des Teenageralters oder mit Anfang zwanzig voll funktionsfähig. Kinder können genauso gut wie Erwachsene auswendig lernen, wahrnehmen und sensorische Informationen verarbeiten, aber ohne einen voll funktionsfähigen präfrontalen Cortex sind sie noch nicht urteils- oder entscheidungsfähig, und sie haben Probleme mit der Impulskontrolle. Neurobiolog*innen wissen dies, Gesetzgeber ebenfalls; sie erlauben Kindern nicht zu wählen, und Autoversicherungen verlangen von

Teenagern höhere Prämien. Dr. X. fand das alles faszinierend. Er dankte uns, dass wir bestätigten, was er in Bezug auf seine Kognition immer schon geahnt hatte und war wirklich dankbar für die neurologischen Erläuterungen.

Das kognitive Profil von Dr. X. eignet sich zur Darstellung eines weiteren kognitiven Phänomens, das einen direkten Bezug zu meinen Alzheimer-Patient*innen hat. Das vom Hippocampus abhängige Gedächtnis von Dr. X. war schlecht, aber er hatte ein gutes Metagedächtnis, d.h. er konnte sein Gedächtnis gut einschätzen. Das Metagedächtnis ist Teil der Metakognition und es besagt, inwieweit unsere subjektive Wahrnehmung unserer Gedächtnisleistung mit deren objektiver Einschätzung übereinstimmt. Die meisten Menschen haben ein ziemlich gutes Metagedächtnis – unabhängig davon, ob ihr Gedächtnis außergewöhnlich gut oder schlecht ist oder irgendwo dazwischen liegt. Viele unserer Patient*innen, insbesondere die in den Frühstadien der Alzheimer-Krankheit, behalten ihr normales Metagedächtnis: sie wissen um ihren schleichenden und leider unaufhaltsamen kognitiven Verfall. Aus Gründen, die wir noch nicht vollkommen verstehen, haben andere weniger Glück.[64] Sie verlieren nicht nur ihr Gedächtnis, sondern auch ihr Metagedächtnis im Rahmen dieses Gedächtnisverlustes. Diese Patient*innen nehmen nicht wahr, dass ihr Zustand sich verschlechtert und sie leiden am meisten unter den negativen Folgen ihres kognitiven Verfalls.

Eine meiner schlimmsten Erfahrungen meines Berufslebens war, dass ich vor Gericht gegen einen meiner Patienten aussagen musste: Es handelte sich um einen achtundsechzig Jahre alten Mann, der wegen seiner sich verschlechternden Demenz zwei Autos stark beschädigt hatte. Aufgrund seines schlechten Metagedächtnisses leugnete er die Verschlechterung seiner kognitiven Fähigkeiten und weigerte sich, seinen Schlüssel abzugeben und auf das Autofahren zu verzichten. Seine Familie wusste sich nicht anders zu helfen, als ihn vor Gericht zu bringen; der Richter erklärte ihn für schuldig, entzog ihm seine Fahrerlaubnis und gestattete seiner Familie, ihm sein Auto wegzunehmen. Eine vernünftige Entscheidung, aber eine Tragödie für alle Beteiligten.

Ich kann jetzt neurologisch erklären, was Dr. X. immer schon geahnt hatte. Von den für die Kognition relevanten Bereichen war die Funktion seines präfrontalen Cortex überdurchschnittlich gut und die seines Hippocampus unterdurchschnittlich. Sein Metagedächtnis und seine Metakognition waren ausnahmslos gut. Es waren keine weiteren Tests indiziert und für mich war sein Fall, was die medizinische Seite anbelangte, abgeschlossen.

Als wir dann das Büro der Psychologin verließen, nahm Dr. X. mich beiseite und fragte mich, ob ich noch etwas Zeit hätte. Es gebe da noch eine andere Sache, über die er mit mir sprechen wolle. Da ich an diesem Tag nicht in der Klinik sein musste und ein anderer Neurologe mein Büro benutzte, gingen wir in mein Labor, das in einem anderen Gebäude lag. Als wir auf den Aufzug warteten, der uns zu meinem Labor im 18. Stockwerk bringen sollte, kehrten wir zu unserer Arzt-Arzt-Beziehung zurück, beklagten uns über die viel zu langsamen Aufzüge und sprachen über ein Gerücht, demzufolge das Krankenhaus eine neue Leitung bekommen sollte. In meinem Büro angekommen, erklärte Dr. X. dann, weshalb er nochmals auf sein schlechtes Gedächtnis zurückkommen wollte. Es ging um das Thema „medizinische Entscheidungen".

Dr. X. war Mitglied in einer unserer Kommissionen, die für die Verbesserung des Curriculums der medizinischen Ausbildung zuständig sind, und daher in puncto relevante Literatur stets auf dem Laufenden. Er hatte kürzlich einen Text über „intellektuelle Bescheidenheit" im Zusammenhang mit medizinischen Entscheidungsfindungen gelesen – es ging um korrekte Diagnosen und angemessene Behandlungspläne – und wie diese den Medizinstudent*innen vermittelt werden kann.[65] Intellektuelle Bescheidenheit ist ein Aspekt der Metakognition; gemeint ist, dass Menschen die Möglichkeit zulassen können, ihre Ersteinschätzung könnte falsch sein. Solche Menschen haben eine höhere Bereitschaft, ihre Ersteinschätzung zugunsten einer anderen, besser geeigneten zu verändern. Anders als Pilot*innen, Feuerwehrleute, Autofahrer*innen oder auch Notfallmediziner*innen, die schnelle Entscheidungen treffen müssen, die unmittelbare und potenziell lebensbedrohende Konsequenzen zur Folge haben können, haben die meisten Ärzt*innen für ihre Entscheidungen mehr Zeit. Bei der ersten Untersuchung einer Patientin stellen die meisten Ärzt*innen schnell eine vorläufige Diagnose, wobei sie andere infrage kommende Möglichkeiten im Hinterkopf haben. Schnelle Entscheidungen sind angezeigt bei bekannten und offensichtlichen Störungen, doch bei komplizierteren Fällen wird die endgültige

Diagnose später gestellt, nachdem wir gründlich über das Problem nachgedacht, und falls nötig, uns in der entsprechenden Literatur informiert oder mit Kolleg*innen beraten haben. Die endgültige Diagnose wird natürlich durch entsprechende Tests untermauert, aber es ist ein guter medizinischer Brauch, von den wahrscheinlichsten Diagnosen auszugehen, um den Patient*innen die Unannehmlichkeiten, Gefahren und Kosten unnötiger Tests zu ersparen. Um zu entscheiden, welches die wahrscheinlichste Ätiologie oder Ursache des Problems ist, sind wir auf unser Gedächtnis angewiesen. Doch wenn diese erste Einschätzung falsch ist, ist intellektuelle Bescheidenheit umso wichtiger, weil sie uns in die Lage versetzt, unsere Meinung zu ändern und damit die Chance erhöht, dass wir eine korrekte medizinische Entscheidung treffen. Dieser Prozess heißt „Erarbeiten der Wahrheit“ und nicht „Suche nach der Wahrheit“. Viele sind auf der Suche nach der Wahrheit, doch nur diejenigen, die über intellektuelle Bescheidenheit verfügen, erarbeiten sich den manchmal langsamen und beschwerlichen Weg zu ihr.

Es gibt Methoden, die geeignet sind, Medizinstudent*innen intellektuelle Bescheidenheit zu vermitteln: indem man sie für medizinische Fehlentscheidungen sensibilisiert (gute Beispiele hierfür sind Geschlecht und Ethnie), ihnen die Vorteile von Meinungsänderungen vor Augen führt, sie gegen Stolz, Vorurteile und Arroganz immunisiert; diese Methoden sind in das Medizinstudium zu integrieren. Dr. X. wollte wissen, was Menschen von Natur aus für intellektuelle Bescheidenheit prädisponiert. Er galt überall als herausragender Diagnostiker und wies in aller Bescheidenheit darauf hin, seine außergewöhnlichen diagnostischen Fähigkeiten seien seiner großen intellektuellen Bescheidenheit zu verdanken – was er darauf zurückführte, dass er über sein schlechtes Gedächtnis Bescheid weiß.

Er schilderte eine typische Situation aus der medizinischen Ausbildung. Die klinische Ausbildung erfolgt nach der Sokratischen Methode. Eine Gruppe von Student*innen geht gemeinsam mit dem „behandelnden Arzt“, dem Leiter des medizinischen Dienstes, zum Bett von frisch eingelieferten Patient*innen. Anschließend versammelt sich die Gruppe in einem Unterrichtsraum oder in einer abgelegenen Ecke auf dem Flur der Station, um jeden einzelnen Fall zu besprechen. Der behandelnde Arzt fragt die Student*innen wie in der Schule nach ihrer ersten diagnostischen Einschätzung. Meistens ist ein besonders fähiger Studierender mit einem Supergedächtnis dabei, der immer wieder auffällt, weil er eine Differenzialdiagnose mit möglichen Ätiologien präsentiert und die medizinischen Begründungen für die wahrscheinlichste gleich mitliefert. Dr. X. nannte diese Art von Gehirn „eine Maschine, die einen Stapel von Karteikarten durchforstet, von denen jede eine Diagnose mit sämtlichen Details enthält, die den Inhalt einer jeden Karteikarte scannt, bis sie eine Übereinstimmung findet". Etwas neidisch, aber nicht gehässig bemerkte Dr. X., sein Gehirn würde nicht so funktionieren und er sei nicht so wie diese Person. Er sei in der Lage, eine infrage kommende Diagnose zu generieren, doch wenn er keinen echten Fall vor sich habe, sei er sich nicht besonders sicher, welches die wahrscheinlichste Diagnose ist.

Ein Student betreut eine Patientin und ordnet unter der Aufsicht des behandelnden Arztes die entsprechenden diagnostischen Tests an. Ein paar Tage später kommt die Gruppe wieder zusammen, um zu entscheiden, welches die endgültige korrekte Diagnose ist. Doch damit die Student*innen möglichst viel lernen, fragt der behandelnde Arzt zuerst die anderen Student*innen, die keine Patientin zu betreuen hatten, nach der endgültigen Diagnose. Dr. X., der gelernt hatte, sich nicht auf seine schnellen Entscheidungen zu verlassen, nutzte neben der Betreuung seiner eigenen Patient*innen diese paar Tage, um sich in aller Ruhe mit den anderen Fällen zu beschäftigen. Während der Runden fiel Dr. X. auf, dass seine Leistungen bei der Ermittlung der richtigen endgültigen Diagnose, insbesondere bei komplexen und schwierigen Fällen, im Durchschnitt besser waren als die der Student*innen mit dem besseren Gedächtnis, die wenig Bereitschaft zeigten, ihre Meinung zu ändern. Bald galt er als hervorragender Diagnostiker, der zwar nicht zuerst und am schnellsten eine Diagnose stellt, doch letztendlich die richtige. Er behielt seine langsame methodische Art der Entscheidungsfindung als Assistenzarzt in der inneren Medizin, nach der Promotion während seines Forschungsstipendiums auf dem Gebiet der Infektionskrankheiten und auch während seines ganzen Berufslebens bei.

Dank seines bemerkenswert selbstbewussten und nachdenklichen Geistes kannte Dr. X. natürlich den so genannten „narrativen Bias": Darunter versteht man das Bedürfnis, seinem Leben einen Sinn zu geben, indem man es in einen Gesamtzusammenhang stellt – im Nachhinein Ereignisse mit verschiedenen Ursachen verknüpft –, der entweder nicht stimmt oder stark vereinfacht ist. Er schöpfte Trost aus seiner Geschichte, der zufolge er seinem schlechten Gedächtnis seine überlegene Entscheidungsfindung zu verdanken hatte, doch ihm war klar, dass es sich bei dieser Geschichte um einen klassischen „narrativer Trugschluss" handelte. Er fragte mich, ob es objektive Beweise für seine Hypothese gibt, dass ein schlechtes Gedächtnis, was, wie er jetzt wusste, auf einer Fehlfunktion des Hippocampus beruht, dazu befähigt, bessere Entscheidungen zu treffen? Ich kannte die Literatur zum Thema Entscheidungsfindung, ein Forschungsgebiet, das mittlerweile einer der spannendsten Bereiche in der wissenschaftlichen Hirnforschung ist und räumte ein, dass ich ihm seine Frage nicht spontan beantworten kann, versprach ihm aber, mich mit dem Problem auseinanderzusetzen und ihn dann wieder zu kontaktieren.

Dr. Daniel Kahneman gilt als der Vater auf dem Gebiet der Entscheidungsfindung, das 1974 vollständig und wie aus dem Nichts plötzlich auftauchte, nachdem er und sein enger Mitarbeiter, Amos Tversky, ihren wegweisenden Text „Judgement Under Uncertainty: Heuristics and Biases."[66] in *Science* veröffentlicht hatten. Auch die Wirtschaftswissenschaften interessierten sich für dieses Thema, das sich als äußerst hilfreich bei wirtschaftlichen Entscheidungen erwiesen hat und auch unter dem Begriff Neuroeconomics firmiert. Dieses Gebiet hatte in der Tat einen so großen Erfolg, dass Kahneman 2002 der Nobelpreis in Wirtschaftswissenschaften verliehen wurde, weil er „Erkenntnisse aus dem Forschungsbereich der Psychologie auf die Wirtschaftswissenschaften übertragen und sich speziell mit dem Problem befasst hat, wie Menschen unter unsicheren Bedingungen urteilen und Entscheidungen treffen." Da das Thema Entscheidungsfindung für viele andere Bereiche von ebenso großer Bedeutung ist, verlieh Präsident Barack Obama im Jahre 2013 Kahneman die Presidential Medal of Freedom.

Neben ihren bahnbrechenden wissenschaftlichen Erkenntnissen ist die Schrift auch berühmt für ihr Bemühen um Klarheit. Die Autoren haben die Begriffe „heuristics" und „biases" erläutert, die sie mittels der Analogie mit einem anderen Hirnsystem – Wahrnehmung – auf die Kognition übertragen haben. Wir alle haben schon einmal eine optische Täuschung erlebt und wissen, dass beispielsweise eine Linie, die an ihren

Enden zwei auswärts gerichtete Pfeile hat, länger erscheint als eine gleich lange Linie ohne Pfeile. Ein weiteres Beispiel ist der Necker-Würfel. Man zeichnet versetzt zwei Quadrate auf ein Blatt Papier und verbindet die Quadrate durch Linien miteinander. Dann entsteht der Eindruck, der Würfel auf der zweidimensionalen Zeichnung sei dreidimensional. Die Schrift von Tversky und Kahneman beginnt mit einer weiteren optischen Täuschung, mit der Künstler*innen häufig arbeiten; dabei bestimmt die gute Erkennbarkeit eines Objekts, wie weit entfernt es uns erscheint: je schlechter wir das Objekt erkennen, desto weiter entfernt wirkt es. Der primäre visuelle Cortex muss die Länge, das Volumen und die Entfernung von wahrgenommenen Objekten schnell bestimmen, wobei er mit Faustregeln und groben Einschätzungen arbeitet – dies nennt man Heuristik. Der Verarbeitungsprozess, der im primären visuellen Cortex stattfindet, arbeitet so, weil es sehr wahrscheinlich ist, dass ein verschwommenes Objekt weiter entfernt ist. *Wahrscheinlich* ist dies so, aber nicht immer. Der Preis, den wir für den schnelleren Verarbeitungsprozess in unserem visuellen Cortex zahlen, ist die Möglichkeit, dass wir getäuscht werden. Autofahren bei Nebel ist so gefährlich, weil uns wegen der schlechten Sichtverhältnisse die Autos weiter entfernt erscheinen als sie es tatsächlich sind. Wie jeder mentale Trick machen optische Täuschungen Spaß; der Künstler M. C. Escher hat sie mit Erfolg zur Unterhaltung genutzt, aber sie führen auch dazu, dass wir Dinge falsch wahrnehmen, was potenziell gefährlich ist.

Weil diese Sehgewohnheit unsere Wahrnehmung beschleunigt, vermuteten Kahneman und Tversky, dass es auch kognitive Gewohnheiten geben müsse, so etwas wie mentale Reflexe, die unsere Denkprozesse beschleunigen, wenn wir eine Entscheidung treffen müssen, eine, die unsere exekutive Funktion beansprucht, z.B. wenn Geschworene entscheiden müssen, ob ein Angeklagter schuldig ist oder wenn Börsenmakler entscheiden müssen, wo sie investieren oder Ärzt*innen entscheiden müssen, welches die korrekte medizinische Diagnose ist. Die Autoren haben daraufhin kognitive Gewohnheiten in unserem Gehirn im Zusammenhang mit Entscheidungen untersucht und sind zu folgendem Schluss gekommen: Genauso wie Sehgewohnheiten uns zu visuellen Fehleinschätzungen verleiten können, können auch kognitive Gewohnheiten dazu führen, dass wir vernunftwidrig denken, falsche

Entscheidungen treffen und sogar kognitive Fehleinschätzungen produzieren.

Sehgewohnheiten entstehen durch Berechnungstricks in unserem visuellen Cortex, kognitive Gewohnheiten durch unsere Gedächtnisinhalte. Ein Beispiel: Wie viel ist 5×6? Ihr Gehirn liefert sofort die richtige Antwort 30; Ihr Arbeitsgedächtnis im präfrontalen Cortex hat nicht langsam und umständlich gerechnet 1×5=5, 2×5=10, 3×5=15, 4×5=20 und 5×5=25. Da Ihre Hippocampi in Ihrer Kindheit gute Arbeit geleistet haben, haben Sie sich die Antworten in der Grundschule eingeprägt und jetzt, wo Sie erwachsen sind, braucht Ihr präfrontaler Cortex nur diese auswendig gelernten Multiplikationen an der entsprechenden Stelle im Cortex anzuzapfen. Die Fähigkeit, etwas einmal Eingeprägtes zu behalten und abzurufen, ist ein Beispiel für eine kognitive Gewohnheit, einen Reflex, der unsere Entscheidungsfindung beschleunigt. Unser Gehirn hat im Laufe der Entwicklung kognitive Gewohnheiten genutzt, um schneller denken und wichtige Entscheidungen treffen zu können. Doch eine der interessantesten psychologischen Erkenntnisse aus diesem Forschungsgebiet ist diese: Auch wenn wir gar nicht schnell denken müssen, sondern ausreichend Zeit haben und auf kognitive Gewohnheiten verzichten können, tun wir es trotzdem einfach deshalb, weil wir in kognitiver Hinsicht träge sind. Wir nutzen unser Arbeitsgedächtnis nur, wenn es wirklich nötig ist. Wie viel ist 15×16? Ich höre Sie schon alle genervt seufzen aus Ärger über eine Frage, die ohne Abkürzung auskommen muss und Ihr Gehirn zum Arbeiten zwingt.

Unsere Vorliebe für kognitive Gewohnheiten lässt uns manchmal falsche Entscheidungen treffen. Beantworten Sie die folgende Frage von Kahneman und seinen Mitarbeiter*innen, die in späteren Schriften erschien: „Ein Schläger und ein Ball kosten zusammen $ 1.10. Der Schläger kostet $ 1 mehr als der Ball. Wie viel kostet der Ball?“ Wenn Sie wie die allermeisten geantwortet haben „10 Cent“, dann deshalb, weil die Antwort Ihnen zuerst in den Sinn kam und Sie sicher waren, dass sie richtig ist. Wenn Sie jedoch gründlicher nachgedacht und Ihr Arbeitsgedächtnis anstrengt hätten, dann hätten Sie gemerkt, dass die Antwort nicht richtig sein kann und es sich um eine kognitive Fehleinschätzung handelt. Wäre 10 Cent die richtige Antwort, müsste der Schläger $ 1.10 kosten und die Gesamtsumme beliefe sich auf $ 1.20. Ihr Arbeitsgedächtnis wird Ihnen helfen, langsam aber sicher zu erkennen, dass „5 Cent“ die richtige Antwort ist. Aber was Sie *nicht* gesagt haben ist der interessanteste Teil dessen, was sich während des Prozesses in Ihrem Gehirn abgespielt hat. Bevor Sie geantwortet haben, ahnten viele von Ihnen schon, dass mit der Antwort „10 Cent“ etwas nicht stimmen könnte. Warum haben Sie dann, anders als bei der Aufgabe 15×16 – bei der Sie nicht einmal raten wollten und sofort gewusst haben, dass Sie Ihr Arbeitsgedächtnis brauchen – trotzdem geantwortet? Im Gegensatz zu der Aufgabe 15×16, die für die meisten eine Mathematikaufgabe ist, die ohne assoziative Gedächtnisinhalte auskommt, war die Frage mit dem „Schläger und dem Ball“ darauf angelegt, Ihr Gedächtnis anzuzapfen – einfache Objekte und Geldsummen, runde Zahlen und eine vertraute Handlung. All dies wurde in eine Frage verpackt, um Sie aufs Glatteis zu führen, auf dem die allermeisten von Ihnen auf ihren kognitiven Gewohnheiten ausrutschen und „10 Cent“ sagen würden.

Für alle, die Mathematik nicht mögen: Bevor Sie denken, die Fallstricke kognitiver Gewohnheiten seien auf mathematische Aufgaben beschränkt, beantworten Sie folgende Frage: Welche Hauptstadt hat höhere Gebäude, New York oder Pennsylvania? Viele werden voreilig die falsche Antwort „New York“ geben. Obwohl ihnen bei gründlichem Nachdenken einfallen müsste, dass die Hauptstadt von New York Albany ist, die weniger Hochhäuser hat als Philadelphia, ruft ihr präfrontaler Cortex schnell das lautere und geräuschvollere New York City aus seinem Gedächtnisspeicher ab. Das Gebiet der Entscheidungsfindung hat eine ganze Reihe von Fragen dieser Art entwickelt, die man als „Moses-Trugschluss“ bezeichnet; die folgende Frage wird meistens benutzt, um zu zeigen, worum es geht: „Wie viele Tiere von jeder Art hat Moses mit auf die Arche genommen? Die meisten sagen sofort „zwei“, obwohl sie bei gründlichem Nachdenken darauf kommen müssten, dass die richtige Antwort „null“ ist. Denn es war Noah und nicht Moses, der von jeder Tierart ein Paar mit auf seine hölzerne Arche nahm. Bei Menschen, die nicht mit dem Alten Testament groß geworden sind und daher auch keine entsprechenden Geschichten in ihrem Gedächtnis abgespeichert haben, würde dieser Reflex nicht funktionieren und sie müssten selber nachdenken – oder eine Enzyklopädie benutzen oder bei Google suchen – um die richtige Antwort zu finden. Immer wenn es um Entscheidungsfindung geht, scheint das langsamere Gehirn im Vorteil gegenüber dem voreiligen und sich allzu sicheren unachtsamen Gehirn zu sein.

Das Gebiet der Entscheidungsfindung hat die lange gültige Erklärung widerlegt, warum unsere kognitiven Entscheidungen, ob große oder kleine, nicht immer nur rational sind. Bevor die Publikation von Kahneman und Tversky im Jahre 1974 erschien, glaubte man, dass sich unsere Gefühle negativ auf kognitiven Entscheidungen auswirken. Man war überzeugt, wenn man sachlich und logisch an ein Problem heranginge, wären so gut wie alle Entscheidungen rational. Neu an dieser Publikation war: Sie hat aufgezeigt, dass unser kognitives Denken von Gewohnheiten geprägt ist. Niemand würde also sagen, dass wir auf optische Täuschungen hereinfallen, weil ein anderer Teil unseres Gehirns einen unzulässigen Einfluss ausübt. Optische Täuschungen hängen davon ab, wie unser visueller Cortex visuelle Informationen verarbeitet, und kognitive Täuschungen sind Teil der vom Gedächtnisspeicher abhängigen Verarbeitung in unserem Gehirn und haben nichts mit unseren Gefühlen zu tun. Wir alle haben Freund*innen, die eigentlich sehr rational sind, und dennoch manchmal irrationale Entscheidungen treffen können. Kognitive Fehleinschätzungen nehmen wir eher bei anderen wahr als bei uns selbst, obwohl wir alle die gleichen haben, etwa die mentalen Bananenschalen, die zu lustigen oder nicht böse gemeinten absurden Missgeschicken führen oder grobe Scherze, die eigentlich keine sind. Diese kognitiven Fehlleistungen sind nicht wie Fingerabdrücke oder die Retina, die nur ein bestimmtes Individuum besitzt. Kognitive Gewohnheiten und damit zusammenhängende Fehler sind unsere psychologische Ausstattung.

Kahneman war genau der Richtige, um die Frage von Dr. X. zu beantworten, ob es sein kann, dass ein schlecht funktionierender Hippocampus bei Entscheidungen eine Rolle spielt. Ein Kollege, der Kahneman persönlich kannte, erklärte sich bereit, den Kontakt herzustellen. Ich war erfreut, als Kahneman mich nach meiner formellen Begrüßung einlud, ihn zu Hause in Greenwich Village zu besuchen.

Von seiner Wohnung auf der obersten Etage konnte man die ganze NYU überblicken. Als ich aus dem Fenster schaute, erlebte ich einen jener Momente, in denen Vergangenheit und Gegenwart sich begegnen. Ich studierte damals Psychologie an der NYU und war dabei, meine erste

Publikation zu veröffentlichen, die sich damit beschäftigte, wie unser emotionaler Zustand unsere Wahrnehmung beeinflusst. Mir war Kahnemans Pionierarbeit natürlich bekannt und jetzt, Jahrzehnte später, war ich hier, um mit dem Autor über Fehleinschätzungen zu diskutieren. Er forderte mich auf, ihn Danny zu nennen und führte mich höflich in sein Wohnzimmer, das vom Fußboden bis zur Decke mit Büchern bestückt war, und wir nahmen beide Platz – ich auf einem großen kubistischen Sofa und er auf einem identisch aussehenden Sofa mir gegenüber. Aus Rücksicht auf seine begrenzte Zeit oder vielleicht, weil ich ein wenig nervös war, begann ich sofort, ihm die Gründe für meinen Besuch zu erläutern. Irgendwann war ich fertig und, in dem Bewusstsein, was ich da alles so in Eile von mir gegeben hatte, äußerte ich die Befürchtung, dass ich zu viel redete. Ruhig und mit einem freundlichen Lächeln sagte Danny, „Sie sind doch hier, um zu reden, oder?“ Dies war der Anfang unserer ersten Serie von Gesprächen über Entscheidungen, den Einfluss des Gedächtnisses und Faktoren, die dazu führen, dass wir unsere Meinung ändern; wir unterhielten uns entweder in seiner Wohnung oder in einem seiner Lieblingsrestaurants in der Nähe.

Mir wurde klar, dass seine erste Antwort, mit der er mir meine Befangenheit nehmen wollte, nicht die bloße Höflichkeit eines gefragten Professors war, der weiß, wie man übereifrige Student*innen beruhigt. Er verhielt sich insgesamt verständnis- und rücksichtsvoll, selbst wenn wir in einigen Punkten unterschiedlicher Meinung waren. Ich fand, dass Danny mit seinen mehr als achtzig Jahren etwas Priesterhaftes an sich hatte, das einen Wissenschaftler kennzeichnet, der schon sein Leben lang die Fehlleistungen unseres Gehirns erforscht.

Gestatten Sie mir ein Gedankenexperiment, welches das ganze Spektrum der neurologischen Komponenten beansprucht, die an Entscheidungen beteiligt sind. Stellen Sie sich vor, Sie sind Mitglied eines SWAT-Teams zur Terrorismusbekämpfung. Sie werden spätnachmittags zu einem lokalen College beordert, wo bewaffnete weiße Terroristen Studierende als Geiseln genommen haben und in der Bibliothek festhalten. Auf dem Weg dorthin sitzen Sie hinten in dem schwarzen SWAT-Van, der rast und dessen Sirenen schrillen. Ihre Amygdalae bereiten Ihre Hippocampi auf den Einsatz vor, während Sie und Ihr Team alle relevanten Informationen durchgehen: Grundriss und Ausstattung der Bibliothek sowie deren Eingänge und Ausgänge, die mutmaßliche Anzahl der Geiseln. Sehr wichtig: Intel präsentiert Fotos von zweien der mutmaßlich drei Terroristen. Vor Ort versammeln Sie und Ihr Team sich vor der Bibliothek, überprüfen noch einmal Ihre Ausrüstung und positionieren sich rechts und links geduckt neben der Eingangstür. Da es keine Kommunikation gibt und unmittelbare Gefahr für die Geiseln besteht, gibt Ihr Einsatzleiter das Signal: Ihr Team rammt die Tür auf, schleudert Blendgranaten hinein und stürmt die Bibliothek. Innerhalb von Sekunden müssen Sie die Bibliothek auskundschaften, die Terroristen identifizieren und entscheiden, auf wen Sie wo und wie schießen müssen. Sie müssen wissen, wer die weißen Täter und wer die Geiseln sind und sich überlegen, wie Sie die Täter möglichst risikolos entwaffnen können, ohne die Geiseln zu verletzen. Der Umgang mit Ihrer hyperaktiven Amygdala und Ihrem mit Cortisol und Adrenalin gesättigten Blut ist dank jahrelanger Praxis und Erfahrung noch relativ leicht. Der schwierigere Teil besteht darin, eine Entscheidung zu treffen und der allerschwierigste Teil wäre natürlich Ihre Reue über eine falsche Entscheidung, bei der Sie versehentlich eine Geisel getötet haben – auch wenn sich später herausstellt, dass Sie alles richtig gemacht haben und eine offizielle Untersuchung Sie von jeder Schuld freispricht.

Ein Terrorist sieht genauso aus wie auf dem Bild. Als er sich weigert, seine Schusswaffe niederzulegen, mit der er auf Sie und Ihr Team zielt, entschließen Sie sich zu schießen. Neben einer Tür in der Bibliothek steht ein Mann, den Sie für den zweiten Terroristen halten, doch jetzt hat er einen Vollbart, den er auf seinem Foto noch nicht hatte. Sie sind etwas verunsichert und zögern, aber Ihr Gehirn kann ihn dennoch anhand der Aufnahme identifizieren und erkennt die Tür als einen der Ausgänge der Bibliothek, die er absichern muss. Ihr Gehirn verarbeitet beide Fakten schnell und Sie sind sicher, den zweiten Terroristen entdeckt zu haben. Als er sich weigert, Ihrer Aufforderung nachzukommen und seine Schusswaffe auf den Boden zu legen, schießen Sie. Sie wissen, dass es noch einen dritten Terroristen gibt, doch wer ist er oder sie? In dieser ungewissen Situation stellt Ihr Gehirn folgende Überlegungen an: eher ein Mann als eine Frau, eher ein Weißer als einer mit dunkler Hautfarbe. Zudem wissen Sie, dass weiße Geiselnehmer sich oft den Kopf rasieren und schwarze Lederkleidung tragen. Während Sie sich jede Person anschauen, schätzt Ihr Gehirn schnell die Wahrscheinlichkeit ein. Plötzlich entdecken Sie eine weitere Person im hinteren Teil der Bibliothek, die Sie für den dritten Terroristen halten, und diese Person greift gerade in ihre Lederjacke, um, wie Sie vermuten, eine Pistole herauszuholen. Sie schießen. Doch wie sich herausstellt, haben Sie sich geirrt und versehentlich einen unschuldigen College-Studenten getötet.

Jede Entscheidung zu schießen, wurde von der exekutiven Funktion in Ihrem präfrontalen Cortex verarbeitet, der Ihnen bei hinreichender Sicherheit grünes Licht für Ihre Entscheidung gegeben hat. Die erste Entscheidung war keine große Leistung für Ihren präfrontalen Cortex, da Sie sich sehr gut an das Bild des Terroristen erinnern konnten. Bei der zweiten Entscheidung mussten Sie mehr überlegen – Ihren präfrontalen Cortex mehr beanspruchen – und zwei weniger eindeutige Beobachtungen gegeneinander abwägen. Sie glaubten, den Mann anhand seines Fotos zu erkennen, konnten sich aber wegen des Barts, den der Täter trug, nicht sicher sein. Da Sie einen guten Überblick über den Innenraum der Bibliothek hatten, nahm Ihr präfrontaler Cortex an, dass dieser Täter für die Absicherung zuständig ist. Jede Beobachtung für sich genommen hätte Sie wahrscheinlich nicht dazu verleitet abzudrücken, aber beide zusammen schon.

Was hat dazu geführt, dass Ihr präfrontaler Cortex die dritte Person bedauerlicherweise so falsch eingeschätzt und sie für den dritten Terroristen gehalten hat? Der entscheidende Faktor war eine Variante der kognitiven Gewohnheit bzw. eine „assoziative Präferenz". Ohne ein Foto des dritten Terroristen gesehen zu haben, konnten Sie sich nicht an ihn oder sie erinnern. Aber Sie haben im Laufe der Jahre ein Netzwerk von assoziativen Gedächtnisinhalten entwickelt, die Sie informieren, wie ein weißer Gewalttäter aussieht. Als Ihr präfrontaler Cortex ohne Näheres zu wissen eine Entscheidung treffen musste, unterlag er einer Fehleinschätzung, weil er sich auf dieses assoziative Netzwerk verließ. Auf speziell diese kognitive Gewohnheit setzen auch Werbefachleute. Während wir überlegen, was wir kaufen sollen, werden wir unbewusst davon beeinflusst, was außer dem Produkt noch so angeboten wird. Wenn Sie sich mit Fotos gut auskennen, laden Sie zwei Fotos ein und desselben Autos herunter und arbeiten in eines der Fotos das Bild von einem Labrador Retriever ein. Verschicken Sie beide Fotos an Ihre Freund*innen und bitten Sie sie, ganz schnell zu entscheiden, welches Auto Ihnen besser gefällt. Beeinflusst durch das vorhandene Netzwerk der Gedächtnisinhalte von goldigen, liebenswürdigen Labradors werden sich fast alle Hundeliebhaber für das Auto mit dem Hund entscheiden.

Vielleicht erinnern Sie sich noch daran, dass Psycholog*innen, die als Erste diese Art von bewussten, mithilfe des Hippocampus gebildeten Gedächtnisinhalte beschrieben haben, diese als „explizite Gedächtnisinhalte“ bezeichneten. Der Grund war der, dass wir das assoziative Netzwerk der expliziten Gedächtnisinhalte gewöhnlich bewusst anzapfen können. Wenn ich Sie bitten würde, an einen Freund aus Kindertagen zu denken, können Sie sich explizit und bewusst an seinen Namen und Eigenschaften erinnern und Sie wissen auch, wann und wo Sie sich zum ersten Mal begegnet sind. Assoziative Präferenz ist ein Beispiel für das implizite Gedächtnis, weil Ihr Unterbewusstsein eine Verbindung beispielsweise zwischen dem Auto und dem Hund herstellt. Und genau auf dieses Unbewusste des impliziten Gedächtnisses setzen Werbefachleute, weil die Konsument*innen, die ja nichts von diesen Assoziationen ahnen, sich dieser manipulierten Präferenz kaum entziehen können.

Implizite Gedächtnisinhalte können noch auf andere Art und Weise Ihre Entscheidungen manipulieren. Hier ein bekanntes Beispiel, das zeigt, wie dies funktioniert. Angenommen ich sage zu Ihnen, „Nennen Sie das erste Wort, das Ihnen einfällt, wenn Sie ‚SO_P‘ sehen. Wenn ich vorher Nahrungsmittel ins Gespräch gebracht hätte, würde dieser früher gebildete Gedächtnisinhalt – der implizit entstanden und somit nicht Ihrem Bewusstsein zugänglich ist – die Wahrscheinlichkeit erhöhen, dass Sie „SOUP“ (Suppe) sagen. Wäre von Sauberkeit die Rede gewesen, hätte sich Ihr präfrontaler Cortex für „SOAP“ (Seife) entschieden. Diese „Vorbereitung des Gedächtnisses“ ist vielleicht zu durchschaubar, aber denken Sie an die Frage mit dem „Schläger und dem Ball“, die Sie gezielt zu einer falschen Antwort verleiten sollte, weil sie darauf ausgelegt war, mit vertrauten Objekten ihre impliziten Gedächtnisinhalte anzuzapfen.

Die psychologische Unterscheidung von expliziten und impliziten Gedächtnisinhalten deckt sich auch mit den entsprechenden neurologischen Aspekten des Gedächtnisses. Wie bereits in den vorigen Kapiteln erwähnt, versteht man unter expliziten Gedächtnisinhalten solche, deren Bildung abhängig vom Hippocampus ist. Implizite Gedächtnisinhalte sind dagegen völlig unabhängig vom Hippocampus und seiner Funktion. Dies bedeutet, Ihre ersten beiden korrekten Entscheidungen basierten auf den vom Hippocampus abhängigen expliziten Gedächtnisinhalten und stellten kein großes Problem für Ihren präfrontalen Cortex dar. Wie der Titel von Dannys Schrift aus dem Jahre 1974 bereits andeutet, sind „Entscheidungen unter unsicheren Bedingungen" für die Forscher*innen in diesem Bereich interessanter, weil unsere Gewohnheiten uns dann eher dazu verleiten, Dinge falsch einzuschätzen und gerade auf den vom Hippocampus unabhängigen impliziten Gedächtnisinhalten „auszurutschen". Zumindest war dies die gängige Auffassung bis zum Jahre 2012, als eine Studie, die schnell in das Pantheon der Forschung zum Thema Entscheidungsfindung aufgenommen wurde, zu anderen Ergebnissen kam.[67]

Die Studie erschien in *Science*, der renommierten Zeitschrift, in der Danny die Psychologie der kognitiven Gewohnheiten zuerst präsentiert hatte; die Untersuchung machte mithilfe der funktionalen MRT die biologischen Aspekte der assoziativen Präferenz sichtbar. Die Studie belegte nicht nur die Beteiligung des Hippocampus, sondern zeigte auch, dass der Hippocampus die Bildung des impliziten assoziativen Gedächtnisses in Wirklichkeit *steuert*. Auf ganzer Linie war Folgendes zu beobachten: Je größer die Aktivität des Hippocampus der Versuchsperson war, desto höher war auch die Wahrscheinlichkeit, dass die assoziative Präferenz sie in die Irre führte, und je geringer die Aktivität ihres Hippocampus war, desto geringer war auch die Wahrscheinlichkeit, dass sie voreilig Entscheidungen traf. Da nachfolgende Studien zu den gleichen Ergebnissen kamen, hat dieser Befund unser Verständnis grundlegend verändert. Sowohl explizite als auch implizite Gedächtnisinhalte können abhängig vom Hippocampus sein. Wir wissen heute, dass die Funktion des Hippocampus viele, wenn nicht fast alle kognitiven Gewohnheiten steuert, die unseren präfrontalen Cortex bei Beurteilungen unterstützen.[68] Dies ist häufig von Vorteil: Beim Kauf eines Autos ist es hilfreich, wenn Sie sich explizit erinnern, auf welchem Gelände und unter welchen Witterungsbedingungen Sie gewöhnlich fahren. Aber unser Hippocampus kann uns auch aufs Glatteis führen und unser Unterbewusstsein dazu verleiten, die falsche Entscheidung zu treffen, was der Fall wäre, wenn wir das Auto nur deshalb kaufen würden, weil wir es intuitiv mit dem niedlichen Hund auf dem Werbefoto in Verbindung bringen.

Nach Dannys Auffassung ließen die Befunde der Studie aus dem Jahre 2012 diese Schlussfolgerung zu: Menschen mit einem schlecht funktionierenden Hippocampus – wie z.B. Dr. X. – lassen sich nicht so leicht ködern, eine Interpretation, der die Autoren der Studie zustimmten. Ich fragte Danny, ob er glaubte, dass Menschen mit dem Hippocampus-Profil von Dr. X., also Menschen, die sich nicht so gut auf ihr Gedächtnis verlassen können, auch eher dazu neigen, eine falsche Entscheidung zu korrigieren. Zur Erinnerung: In dem Beispiel mit dem SWAT-Team hat die Funktion Ihrer Hippocampi Ihnen zwei Mal geholfen, die richtige Entscheidung zu treffen, Sie aber bei der dritten Entscheidung in die Irre geführt, denn Sie haben die Situation falsch eingeschätzt, was tragisch endete.

Danny war auch der Meinung, dass bei Entscheidungen Sicherheit von zentraler Bedeutung ist. Forscher*innen aus dem Bereich der Entscheidungsfindung nennen dies „kognitive Reflexion", ein Prozess, in dessen Verlauf wir über unsere Entscheidungen nachdenken und, bevor wir handeln, ausloten, wie sicher wir uns sind. Danny hielt den Versuch zu verstehen, was bei dieser Art der Metakognition passiert, für einen hervorragenden Ansatz und für einen Bereich, der sich durch rege Forschungstätigkeit auszeichnet, meinte jedoch, dass mehr Zeit zu haben nicht unbedingt der springende Punkt ist. Selbst ein schnell denkendes Gehirn zögert, überlegt und ändert Entscheidungen im Nu. Das Konzept der kognitiven Reflexion sollte erklären, warum Menschen, die gut in analytischem Denken und Mathematik sind, die Frage mit dem „Schläger und dem Ball" wahrscheinlich richtig beantworten können. Es hieß doch immer, dass Selbstreflexion auf einem überaus gut funktionierenden präfrontalen Cortex basiert und völlig unabhängig von hilfreichen oder störenden Einflüssen des Hippocampus ist. Das Gehirn von mathematisch Begabten funktioniert wie ein Taschenrechner. Für sie ist die Erkenntnis, dass „15×16=245" falsch ist beinahe genauso einfach wie die Erkenntnis, dass „5×6=40" falsch ist, und dafür brauchen sie noch nicht einmal die in ihrem Gedächtnis gespeicherten kognitiven Gewohnheiten. Für sie spielt es keine Rolle, wie geeignet die Frage mit dem „Schläger und dem Ball" ist, sie auf ihren impliziten Gedächtnisinhalten zu Fall zu bringen; ihr analytisches Gehirn verfügt über interne Indikatoren, die ihnen signalisieren, dass „10 Cent" die falsche Antwort ist. Kognitive Gewohnheiten können uns glauben machen, unsere erste Entscheidung sei richtig, aber ein überlegener präfrontaler Cortex erkennt, dass irgendetwas nicht stimmt und gibt diesem ersten Impuls nicht nach. Als Danny das kognitive Profil von Dr. X. überprüfte, war ihm klar, dass das flexible Gehirn von Dr. X., ob es schnell oder langsam arbeitet, eher seinem hervorragend funktionierenden präfrontalen Cortex und weniger seinen schlecht funktionierenden Hippocampi zuzuschreiben ist.

Doch in Abwesenheit von Dr. X. spürte ich das Bedürfnis, seine Auffassung, es sei gerade sein nicht normal funktionierender Hippocampus, dem er seine bessere Entscheidungsfindung zu verdanken habe, zu verteidigen. Ich überlegte, ob Fragen wie die mit dem „Schläger und dem Ball", die mathematische Fähigkeiten voraussetzen, zu schwierig sind. Von den Tools, die Wissenschaftler*innen auf dem Gebiet der Entscheidungsfindung benutzen, scheinen Varianten des Moses-Trugschlusses besser zu Dr. X. und seiner medizinischen Entscheidungsfindung zu passen, weil sie logischerweise mehr von Gedächtnisinhalten abhängig sind. Ich entdeckte in der Literatur über den Moses-Trugschluss Texte, die Menschen mit Dyslexie ausschlossen. Ich vermutete, dass diese Menschen unsicher sind, was ihre Lesefähigkeit anbelangt, weshalb ihr Gehirn dazu tendiert, das, was es beim ersten Mal liest, nicht zu glauben. Anders ausgedrückt, ihr Gehirn ist „in puncto Lesen sensibilisiert", weshalb die Betroffenen einen Satz meistens zweimal lesen. Und selbst wenn eine kognitive Gewohnheit sie beim ersten Mal in die Irre geführt hat, ändern sie wahrscheinlich ihre Meinung. Um mich zu vergewissern, las ich noch einmal Dannys Text aus dem Jahre 1974, in dem er über optische Täuschungen schreibt. Wenn ich eine optische Täuschung ohne meine Brille anschaue und deshalb alles verschwommen sehe, ist die Wahrscheinlichkeit geringer, dass ich den Sehgewohnheiten meines Cortex vertraue und ihnen zum Opfer falle. Meine „visuelle Sensibilisierung" würde die Oberhand gewinnen und mich davon abhalten zu denken, dass ein verschwommenes Objekt weiter entfernt ist. Daher nahm ich an, dass Dr. X., anders als jemand, der darauf vertraut, dass sein Hippocampus einwandfrei funktioniert, dazu tendiert, über seine ersten Entscheidungen noch einmal nachzudenken, „intellektuell bescheidener" zu sein und beim Aufspüren der Wahrheit vorsichtiger vorzugehen.

Danny fand all das zwar interessant, wies jedoch darauf hin, dass die meisten Studien zum Thema Entscheidungsfindung gezeigt haben, dass ein besser funktionierender analytischer präfrontaler Cortex mit besseren Entscheidungen korreliert. Die gängige Erklärung lautet, dass es vor allem die Stärke des analytischen exekutiven Teils unseres Gehirns ist, die darüber entscheidet, wie gut wir uns mit unseren Entscheidungsprozessen auseinandersetzen. Ich antwortete, dass vor der 2012 in *Science* publizierten wegweisenden Studie die meisten Studien den Hippocampus ebenso vernachlässigt haben, wie die Frage, ob die Stärke oder Schwäche unseres Gedächtnisses bei diesem Reflexionsprozess eine Rolle spielt.[69] Da es die impliziten Gedächtnisinhalte sind, die unter unsicheren Bedingungen relevant für die Entscheidungsfindung sind, und da wir uns unserer impliziten Gedächtnisinhalte definitiv nicht bewusst sind, galten sie als irrelevant für die Selbstreflexion. Doch obwohl wir heute wissen, dass ein besser funktionierender Hippocampus – egal ob es um die von ihm aufgebauten expliziten oder impliziten Gedächtnisinhalte geht – die Wahrscheinlichkeit erhöht, auf kognitiven Gewohnheiten „auszurutschen", sollte bei zukünftigen Studien unbedingt auch untersucht werden, wie gut der Hippocampus funktioniert. Nur mithilfe zukünftiger Studien, die sowohl den präfrontalen Cortex als auch die Funktion des Hippocampus untersuchen, wird es gelingen, die spannende Frage von Dr. X. zu beantworten, ob Menschen, deren Hippocampus schlechter funktioniert, besser in puncto Entscheidungsfindung sind. Danny wies noch einmal darauf hin, dass Forschungsansätze zum Thema Selbstreflexion im Zusammenhang mit Entscheidungsprozessen genau dies tun.

Das spezielle kognitive Profil von Dr. X. – ein außergewöhnlich gut funktionierender präfrontaler Cortex und außergewöhnlich schlecht funktionierende Hippocampi – war für die medizinische Entscheidungsfindung möglicherweise perfekt geeignet. Basierend auf einer Vielzahl von Studien, die belegen, dass die Funktionen des präfrontalen Cortex mit besserer Entscheidungsfindung einhergehen, meinte Danny, dass der überragende präfrontale Cortex von Dr. X. eine ausschlaggebende Rolle spielt. Aber die Tatsache, dass nur wenige Studien die Bedeutung des Hippocampus für die Entscheidungsfindung untersuchen, heißt nicht, dass er keine Rolle spielt.

Am Ende unseres Gesprächs diskutierten Danny und ich noch ganz allgemein über das Thema intellektuelle Bescheidenheit. Danny sagte, dass unser kognitives Profil, insbesondere unsere relativen Defizite, einem übersteigerten Selbstvertrauen oder Arroganz entgegenwirken können, Charaktereigenschaften, die sowohl der Suche nach der Wahrheit als auch dem Aufspüren der Wahrheit schaden. Ihm gefiel allerdings der Begriff „Bescheidenheit" nicht im Zusammenhang mit Menschen, die eher bereit sind, ihre Meinung zu ändern. Er sagte, nichts sei ihm lieber als seine Meinung zu ändern, wenn es angebracht sei, und ich stimmte ihm zu. Wir waren uns einig, dass Meinungsänderungen, wenn sie angebracht sind, uns ein gutes Gefühl geben, wohingegen die Auswahl euphemistischer Begriffe wie „Bescheidenheit" Gefahr laufen, wie ein falsches Kompliment zu wirken. Wir fanden den Ausdruck „Zweifel zulassen" besser als den moralisch überfrachteten Begriff „Bescheidenheit". Unabhängig davon, ob der präzise und minutiöse Prozess der Entscheidungsfindung von einem Gehirn, das Zweifel zulässt, profitiert oder nicht, ist richtig, dass ein Gehirn, das *Zweifel zulässt*, auf jeden Fall der Suche nach der ultimativen Wahrheit dient.

Da ich mich inzwischen weniger befangen fühlte, sagte ich, dass wir beide möglicherweise von unseren Fachgebieten beeinflusst werden. Dannys Fachgebiet und das von vielen seiner engsten Kolleg*innen aus den Anfangszeiten ist die Mathematik, was mich auf die Idee brachte, ob er den präfrontalen Cortex mit seinen analytischen Fähigkeiten bei Entscheidungsprozessen womöglich deshalb für wichtiger hält. Ich dagegen hielt „den Hippocampus für wichtig" und deshalb war dieser für mich der ausschlaggebende Akteur. Doch selbstbewusst wie Danny war, ließ er sich davon nicht beeindrucken.

Wie versprochen kam ich am Ende meiner Wahrheitssuche noch einmal auf Dr. X. zurück und erläuterte ihm bei einem Kaffee, was ich erfahren hatte. Ich sagte ihm, dass Danny der Auffassung war, es sei der außergewöhnlich gut funktionierende präfrontale Cortex, dem Dr. X. seine Fähigkeiten in puncto Entscheidungsfindung zu verdanken hätte. Ich konkretisierte diese Einschätzung mit der Bemerkung, dass in Ermangelung einer geeigneten Studie der empirische Beweis fehlt, ob seine Hypothese – dass ein schlecht funktionierender Hippocampus mit einer besseren Entscheidungsfindung einhergeht – falsch ist und dass er sich damit trösten muss, dass die Untersuchung seiner Frage – auch wenn sie ihm simpel und unkompliziert erscheint – gerade erst begonnen hat.

Als ich erwähnte, Danny und ich seien der Meinung, der Ausdruck „intellektuelle Bescheidenheit“ sei ungeeignet und „intellektueller Zweifel“ angemessener, stimmte Dr. X. nicht zu. Er zog eine Parallele zum Thema Altruismus und meinte, dass manche der Meinung sind, philanthropisches Verhalten sei nicht schon deshalb anerkennenswert, weil es den Menschen ein gutes Gefühl gibt. Dr. X. vertrat in puncto selbstloses Verhalten die Auffassung, dass es ungeachtet aller sekundären Gewinne nur diejenigen Handlungen sind, die zählen und ein gutes Gefühl vermitteln, und genauso dachte er über intellektuelle Bescheidenheit. Dem konnte ich nicht widersprechen.

7 Kollektive Gehirne

Auf dem Weg zum Wartezimmer unserer Klinik stellte ich mich Joan vor. Joan war eine 84-jährige pensionierte Lehrerin, die in Ohio lebte. Ihre Tochter hatte einen Termin für sie ausgemacht, um überprüfen zu lassen, ob sie Demenz hat. Joan saß ganz ruhig und alleine neben einem leeren Stuhl, auf dem ein Stapel Manila-Prospekte lag. Ihre Stimme war fest und ruhig, als sie sich vorstellte.

Zunächst fragte ich mich besorgt, ob Joan wohl allein zu dem Termin gekommen war. Als Expert*innen für Alzheimer-Krankheit und verwandte Störungen kommen die Patient*innen oft wegen einer zweiten oder dritten Meinung zu uns. Die Mitarbeiter*innen unserer Klinik gehen daher immer davon aus, dass der Patient Demenz haben könnte und bitten darum, dass ein Familienmitglied oder eine gute Freundin sie zur Klinik begleitet. Hat die Krankheit sich bereits vom Hippocampus auf die Gedächtnisinhalte im Cortex ausgedehnt, erkundigen wir uns bei der Begleitperson meistens nach den kognitiven Fähigkeiten des Patienten vor der Erkrankung, über die ersten kognitiven Symptome und wir fragen, ob er ohne fremde Hilfe zurechtkommt. Manchmal brauchen die Patient*innen auch Hilfe, um zu unserem in den Außenbezirken von Manhattan gelegenen medizinischen Zentrum zu gelangen oder um durch das Gewirr von Gebäuden zum Neurological Institute of New York und zu unseren klinischen Räumen zu finden. Einen Tag vor dem Termin ruft einer unserer Mitarbeiter die Patientin und ihre Begleitung an, um sie zu informieren, wie sie zu uns findet und erinnert daran, alle wichtigen medizinischen Unterlagen mitzubringen.

Ich fragte Joan höflich, ob sie alleine sei und sie antworte, sie sei mit ihrer Tochter Barbara gekommen und zeigte zum Empfang, um anzudeuten, dass Barbara die Person war, die eine lebhafte Diskussion mit einer meiner Mitarbeiter*innen hatte, bei der es offenbar um die Verbesserung unseres Krankenhausparkplatzes ging. Später informierte mich meine Mitarbeiterin, Barbara sei ihnen zuvorgekommen und habe zwei Tage vor dem Termin angerufen, offenbar um uns daran zu erinnern und uns zu sagen, dass sie keine Navigationshilfe braucht. Sie hätte sich schon alles ausgedruckt, die Gebäude des Memory Disorders Centre und die einzelnen Flure.

Barbara war Analystin in einem Finanzierungsunternehmen in Manhatten und verfügte offensichtlich über außergewöhnliche organisatorische Fähigkeiten, was zeigte, dass sie nicht nur eine tolle Tochter war, sondern auch bestens geeignet schien, um über die Krankengeschichte ihrer Mutter Auskunft zu geben. Sie war in Dayton, Ohio, aufgewachsen, wo ihre Mutter Joan eine sehr beliebte Grundschullehrerin war; kurz vor dem Tod ihres Ehemannes ging sie mit Anfang 60 in Rente. Als Barbara und ihr jüngerer Bruder zu Hause auszogen, bestand Joan darauf, weiter in dem großen Haus zu leben, das sie ohne viel fremde Hilfe allein in Ordnung hielt. Joan war 78 Jahre alt, und als sie und ihr Bruder in diesem Jahr zu Thanksgiving nach Hause kamen, nahmen beide an ihr subtile Veränderungen wahr, die Barbara im Nachhinein als die ersten Anzeichen des kognitiven Abbaus ihrer Mutter betrachtete. Sie hatte vergessen, Esskastanien zu kaufen, ein unverzichtbarer Bestandteil ihrer in der ganzen Familie berühmten Truthahnfüllung und zudem hatte sie, völlig untypisch für die akkurate Joan, neben etlichen anderen Dingen mehrere unbezahlte Rechnungen für Betriebskosten auf dem Küchentisch liegen lassen. Ihre Kinder achteten nicht weiter auf diese Fehler und führten sie auf die Feiertagsvorbereitungen und auf die Freude darüber zurück, dass die ganze Familie zu Besuch kam, mittlerweile bestehend aus den angeheirateten Kindern und Enkeln.

Aber Joans kognitive Symptome verschlechterten sich. Barbara, die zweimal in der Woche mit ihrer Mutter sprach, bemerkte besorgniserregende Gedächtnisprobleme. Joan vergaß, dass sie am Tag zuvor an dem wöchentlich stattfindenden Mittagessen mit ihren „Freundinnen" teilgenommen hatte und dass eine ihrer Enkelinnen gerade ihren Abschluss an der High School machte. An einem Sonntag bekam Barbara einen Anruf von einer Freundin aus der Kirchengemeinde, die ihr erzählte, dass Joan sich auf dem Weg zur Kirche, den sie seit Jahren kannte, verfahren hatte.

Als Barbara dies hörte, ging sie sofort nach Hause und stellte Joan einem Allgemeinmediziner vor, der verschiedene Blutuntersuchungen anordnete. Danach ging sie mit Joan zu einem Neurologen, der eine MRT anordnete. Bei Joan wurde eine „leichte kognitive Beeinträchtigung" diagnostiziert und sie bekam Medikamente gegen die Alzheimer-Krankheit. Da diese Medikamente wenig bewirkten und Joans kognitive Fähigkeiten sich weiter verschlechterten, flog Barbara mit ihrer Mutter nach New York, um sie in unserem Zentrum untersuchen zu lassen. In dem Stapel von Prospekten, den ich auf dem Stuhl neben Joan bemerkt hatte, befanden sich nicht nur Kopien ihrer neuesten Tests, sondern auch von Tests und klinischen Einschätzungen, die Jahrzehnte zurücklagen, z. B. von Joans Allgemeinmediziner, ihrer Gynäkologin und einem Chirurgen, der sie wegen eines verstauchten Knöchels behandelt hatte. Je mehr desto besser für uns, und es war ein Leichtes für Barbara, sie mitzubringen, da sie sämtliche Kopien von Joans Untersuchungsbefunden in ihrer Wohnung in Manhattan gesammelt und nach Jahren geordnet aufbewahrt hatte.

Sämtliche Blutuntersuchungen, die die Ärzt*innen angeordnet hatten, waren korrekt und ohne Befund, und die MRT war von hoher Qualität. Im herausgezoomten Modus waren keine Schlaganfälle, Blutungen, Tumore oder andere strukturelle Läsionen erkennbar. Eine Nahaufnahme der beiden Hippocampi zeigte, dass diese kleiner waren als ich erwartet hatte, ein Anzeichen, das auf die Alzheimer-Krankheit hindeute, aber keine entsprechende Diagnose begründet. Eine im Büro durchgeführte Einschätzung der kognitiven Fähigkeiten wies die Hippocampi als primäre anatomische Quelle aus. Es fehlte nur noch eine Komponente, um die Untersuchung auf Demenz vollständig zu machen, ein neuropsychologischer Test, den wir noch während Joans Aufenthalt in New York einplanen konnten.

Die neuropsychologischen Tests bestätigten, dass Joans Defizite hauptsächlich in den Hippocampi lokalisiert waren. Anders als bei Karl, von dem in Kapitel 1 die Rede war, wies ihr Hippocampus schwere Schäden auf. Die neuropsychologischen Tests zeigten auch subtilere Schäden, die den Schluss zuließen, dass ihre zentralen Schwerpunkte im Cortex, in denen ältere Gedächtnisinhalte abgespeichert sind, nicht richtig funktionierten. Joans Krankheit hatte sich auf den Todesmarsch aus den Hippocampi heraus begeben.

Die klinische Diagnose Alzheimer-Krankheit war in Joans Fall in Anbetracht der aufschlussreichen Krankengeschichte und den eindeutigen Testergebnissen naheliegend und hätte von einem auf Neurologie spezialisierten Assistenzarzt oder einer meiner Medizinstudenten und vielleicht sogar von Ihnen nach der Lektüre dieses Buches gestellt werden können. Die Expertise unseres medizinischen Zentrums ist eher gefragt, wenn es um die Behandlung komplexerer Fälle oder seltenerer Ursachen kognitiver Schäden geht, und wenn uns demnächst eine neue Generation von Alzheimer-Medikamenten vor die Entscheidung stellt, welches Medikament für welche Patientin am besten geeignet ist.

Ich teilte Barbara und Joan die Diagnose mit, schlug kleine Veränderungen in Joans Therapieschema vor, und sagte ihnen, Joan müsse nicht mehr zu mir nach New York kommen, sofern ihr Zustand sich nicht plötzlich verändert. Ich sagte ihnen, dass ich gerne mit ihrem Neurologen vor Ort zusammenarbeiten und ihre Behandlung von hier aus begleiten würde, dass ich viel lieber Menschen berate, anstatt Diagnosen zu stellen und Medikamente zu verordnen. Ich erläuterte den Faktor Unsicherheit im Zusammenhang mit der Diagnose, wies jedoch darauf hin, dass ich zum gegenwärtigen Zeitpunkt keine weiteren invasiven Tests empfehlen würde, da die Gesamtheit der Symptome doch sehr eindeutig sei. Ich sagte, Joan sei nicht schuld an ihren Gedächtnislücken, was Joan, die sich deswegen schuldig fühlte, mit Erleichterung zur Kenntnis nahm. Ich räumte offen und ehrlich ein, dass die momentan verfügbaren Medikamente nur als Versuche der ersten Generation anzusehen seien. Die Erfolge seien bestenfalls moderat, dass wir aber trotzdem Patient*innen damit behandeln, weil sie generell als sicher gelten und bei einigen Patient*innen besser wirken als bei anderen. Ich würde sie sofort absetzen, wenn Joan auch nur leichte Nebenwirkungen hätte wie etwa intensive und beängstigende Träume. In dem Bemühen, keine falschen Hoffnungen zu wecken und wohl wissend, dass Barbara sich sehr für medizinische Forschung interessiert, fügte ich hinzu, dass wir irgendwann die wahre Ursache der Krankheit herausfinden würden und dank der Zusammenarbeit mit der Pharmaindustrie optimistisch sein können, dass die nächste Generation von Medikamenten erfolgsversprechender sein wird.

Als fürsorgliche Mutter fragte Joan, was diese Krankheit für ihre Kinder und Enkelkinder bedeute. Die Alzheimer-Krankheit tritt in der Regel in höherem Lebensalter auf und da die meisten unserer Patient*innen Eltern und Großeltern sind, wird uns diese Frage am häufigsten gestellt. Aber die Beantwortung dieser Frage dauert manchmal am längsten. Es gibt „deterministische“ Gene, die eine Krankheit *verursachen*, und „probabilistische“ Gene, die das Risiko, eine bestimmte Krankheit zu bekommen, *beeinflussen*. Der Vergleich mit einer Waagschale kann diesen Unterschied gut erklären. Deterministische Gene beinhalten eine Mutation, die so gravierend ist, dass sie Ihre sorgfältig austarierte Gesundheit aus dem Gleichgewicht bringen und zu Pathologien führen kann. Risikogene haben Defekte, die so gut wie gar nicht ins Gewicht fallen. Für sich genommen führen sie nicht dazu, dass Sie die Krankheit bekommen, aber zusammen mit anderen Risikogenen und Risikofaktoren – wie z. B. Übergewicht, eine Herzkrankheit oder Diabetes – können sie das Gleichgewicht zum Kippen bringen. Ich erklärte, dass diese genetischen Besonderheiten zwei Varianten der Alzheimer-Krankheit auslösen. Verantwortlich für die erste ist eine Mutation der deterministischen Gene, die extrem selten vorkommt und nur etwa 1 Prozent aller Fälle ausmacht. Da in der Regel Menschen zwischen dreißig und fünfzig Jahren davon betroffen sind, spricht man von früh einsetzender Alzheimer-Krankheit. Die zweite Variante der Alzheimer-Krankheit, die sich in höherem Alter manifestiert, ist sehr viel häufiger und betrifft Menschen, die über sechzig Jahre oder älter sind. Manchmal wird sie wegen ihrer komplexen Ätiologie immer noch fälschlicherweise als „sporadisch“ bezeichnet. Die familiäre Disposition kann bei dieser Variante eine Rolle spielen, jedoch nur in dem Sinne, dass die Gene, die wir geerbt haben, das Risiko oder die Möglichkeit beeinflussen, von dieser Variante betroffen zu sein. In Anbetracht von Joans Alter und der Tatsache, dass es in der Familie keine Hinweise darauf gab, dass sie ein deterministisches Gen von einem Elternteil geerbt hat, sagte ich Barbara und Joan, dass Joan mit an Sicherheit grenzender Wahrscheinlichkeit die sporadische spät einsetzende Form der Alzheimer-Krankheit hat. Selbst wenn ihre Kinder eines der probabilistischen Gene geerbt hätten, wären dies lediglich Risikogene; damit entlastete ich Joan von der Sorge, sie hätte die Alzheimer-Krankheit wie eine Infektion an ihre Nachkommen weitergegeben.

Gegen Ende unseres Gesprächs fassten wir die momentan angemessenste Intervention noch einmal zusammen: keine medikamentöse Behandlung, aber psychosoziale Veränderungen. Das pathologische Vergessen, das in den Frühstadien der Alzheimer-Krankheit auftritt, stellt keine Gefahr dar, gefährlich kann es aber werden, wenn man sich an einem kalten Winterabend aussperrt, vergisst, seine Medikamente zu nehmen oder mit Geld nicht umgehen kann. Der Begriff „psychosoziale Veränderungen" bedeutet, das Leben der Betroffenen so zu verändern, dass sie vor potenziell nachteiligen Folgen des pathologischen Vergessens geschützt sind. In den Frühstadien der Krankheit helfen kleine Gedächtnisstützen wie Pillenschachteln, in denen die Medikamente nach Wochentagen einsortiert werden können oder die Unterstützung von Familienangehörigen beim Umgang mit Rechnungen oder Geld. Schreitet die Krankheit weiter voran, können Gesundheitsassistent*innen für die häusliche Umgebung eingestellt werden. Irgendwann muss dann entschieden werden – im Idealfall mit allen Familienmitgliedern, weil dies häufig sehr schmerzlich ist – ob der Patient noch zu Hause wohnen kann oder in einer betreuten Einrichtung untergebracht werden muss.

Da Joan nicht noch einmal zu mir kommen musste, rief Barbara mich pünktlich alle sechs Monate an und hielt mich auf dem Laufenden. Sie schickte mir auch jedes Jahr eine Weihnachtskarte mit einem Foto von Joan, das sie glücklich im Kreise ihrer erweiterten Familie zeigte. Erwartungsgemäß verschlechterte sich Joans Zustand allmählich, gleich einem langsamen Metronom, das für Menschen mit Alzheimer-Krankheit tickt. Bei unseren Telefongesprächen war Barbara zwar stets höflich, behielt aber ihr zurückhaltendes, fast geschäftsmäßiges Verhalten bei, wenn sie Joans Situation schilderte: Sie war einverstanden, dass Gesundheitsassistenten jeden Tag zu ihr kamen, weil sie vergaß, ihre Medikamente zu nehmen und dass sie nur widerwillig auf das Autofahren verzichtete, weil sie sich immer öfter verfuhr. Einige Jahre nach meiner Untersuchung gab Joan ihre Zustimmung zu etwas, was sie immer abgelehnt hatte. Als Joan Ostern im Kreise ihrer Familie verbrachte, merkte sie, dass es an der Zeit war, ihr Haus zu verkaufen – das Haus ihrer Familie und alle damit verbundenen Erinnerungen – und in ein nahe gelegenes Wohnhaus zu ziehen, wo sie betreut wurde.

Sieben Jahre später hatte Barbara selbst einen Termin bei mir. Ich befürchtete das Schlimmste, als ich Barbara allein und ziemlich geistesabwesend in meinem Wartezimmer sitzen sah. Ich war erfreut zu hören, dass es Joan in der betreuten Wohngemeinschaft gut ging, dass sie an vielen Aktivitäten teilnahm und, obwohl sie noch langsamer war als früher, immer noch optimistisch war. Doch Barbara wirkte angespannt. Bei ihren letzten Besuchen hatte Joan Schwierigkeiten, sich an Barbaras Namen zu erinnern. Es war offensichtlich, dass Barbara nicht wegen ihrer Mutter zu mir kam, sondern weil sie selbst beruhigt werden wollte. Da das durch die Alzheimer-Krankheit verursachte Leid manchmal für die Familienmitglieder schwerer zu ertragen ist als für die Patient*innen selbst, gehört das Beruhigen zu den wichtigsten Aufgaben eines Arztes, der die Alzheimer-Krankheit behandelt. Zum ersten Mal während unseres langjährigen Kontaktes zitterte Barbaras Stimme. Sie wollte wissen, bzw. verlangte eine Erklärung dafür, wie es sein kann, dass eine Mutter den Namen ihres erstgeborenen Kindes vergisst, einer Tochter, deren Verhältnis zu ihrer Mutter eher eine Freundschaft als eine Mutter-Kind-Beziehung war und die, als es an der Zeit war, die Mutterrolle bei ihrer Mutter übernahm. In der Zeit davor hatte Barbara dank ihres vernunftgesteuerten Gehirns sich nur auf Joan konzentriert und über deren Krankheit mit geschäftsmäßiger Effizienz gesprochen: wie es am besten gelingt, die richtige Diagnose zu stellen, wie man am besten damit umgeht und wie Joan in diesem späten und vielleicht letzten Kapitel ihres Lebens am besten versorgt werden kann. Bislang hatte Joans zunehmende Abhängigkeit von Barbara die Mutter-Tochter-Beziehung eher gestärkt. Jetzt wurde Barbara zum ersten Mal bewusst, dass sie eigene Bedürfnisse hatte. Sie hatte Angst, die enge Beziehung zwischen ihr und ihrer Mutter könnte zu Ende sein und führte als Beweis für diese Annahme an, dass Joan den Namen ihrer eigenen Tochter vergessen hatte.

Ich stellte Barbara einige gezielte Fragen, deren Antworten ich eigentlich schon kannte. Hatte Joan noch andere Dinge vergessen, die Barbara betrafen? Ja; Joan musste manchmal daran erinnert werden, dass Barbara nicht mehr in Dayton lebte; zudem hatte sie Schwierigkeiten, sich Dinge zu merken, die Barbaras Leben in New York betrafen. Wusste Joan überhaupt, wer Barbara ist? Ja; wenn Barbaras das Zimmer betrat, schaute Joan sofort auf und begrüßte sie mit strahlenden Augen und einem warmen herzlichen Lächeln. Barbara, die merkte, worauf ich hinauswollte, beharrte darauf, dass es trotzdem sehr aussagekräftig und schmerzlich war, dass Joan den Namen ihrer eigenen Tochter vergaß.

Ich erklärte in groben Zügen, dass der Hippocampus in der Lage ist, Gedächtnisinhalte über Menschen, die wir kennen, zu verknüpfen, dass Elemente dieser Gedächtnisinhalte über ein neuronales Netzwerk integriert werden, sodass eine an Fakten und Emotionen reiche Wahrnehmung der Menschen, die uns viel bedeuten, entsteht und dass diese Wahrnehmung reaktiviert werden kann, selbst wenn einzelne Knotenpunkte des Netzwerkes nicht normal funktionieren. Barbaras Bericht ließ diese Schlussfolgerung zu: Obwohl Joans Erinnerung an ihre Tochter infolge der Krankheit teilweise Schäden aufwies, war das Netzwerk insgesamt jedoch noch intakt, sodass Joan ihre Tochter immer noch erkennen konnte und mochte.

Diese Erklärung tröstete Barbara ein wenig, da ihre schlimmsten Befürchtungen zumindest vorübergehend entschärft wurden. Doch richtig ist auch: Wenn mit zunehmender Größe der Lücken immer mehr Gedächtnisinhalte in diesem Netzwerkes ausfallen, signalisiert das Vergessen des Namens, dass das ganze Netzwerk nicht mehr richtig funktioniert und dass die Mutter ihre Tochter irgendwann nicht mehr erkennt und sich nichts mehr aus ihr macht. Ich war mit Barbara einer Meinung, dass eine der grausamsten Folgen der Krankheit darin besteht, dass Familienangehörige sich immer intensiver um die Patient*innen kümmern müssen, die Familienangehörigen den Patient*innen mit der Zeit aber immer weniger bedeuten. Es gibt viele schlimme Krankheiten, doch diese rigorose Umkehr der normalen Beziehung ist typisch für demenzielle Erkrankungen wie die Alzheimer-Krankheit.

Was die Verarbeitung anbelangt sind viele Elemente des neuronalen Netzwerkes von Menschen, die wir kennen, genauso wichtig, doch was die meisten von uns und die, die uns etwas bedeuten, angeht, gebe ich Barbara recht: das Vergessen eines Namens ist schon ziemlich heikel. Obwohl Karl, mein Patient, von dem in Kapitel 1 die Rede war, das Gesicht seiner neuen Klientin wiedererkannte, wusste, wo sie sich begegnet waren und Einzelheiten über ihren Beruf und ihre Familie kannte, änderte dies nichts daran, dass das Vergessen ihres Namens ihm peinlich war. Mehr noch als das Vergessen anderer persönlicher Dinge suggeriert das Vergessen des Namens, dass die betreffende Person nicht wichtig ist. Diese psychologische Wahrheit vermittelt auch Dale Carnegie in *How to Win Friends and Influence People*, der meistverkaufte Ratgeber aller Zeiten. Sich Namen zu merken war eine von Carnegies Grundregeln, um im Leben geschäftlich erfolgreich zu sein. Wenn wir uns die Mühe machen und uns den Namen einer Person merken, die wir gerade kennengelernt haben, vermitteln wir ihr, was nicht immer der Wahrheit entsprechen muss: Sie ist uns so wichtig, dass wir uns an sie erinnern.

Religionen ohne klares Konzept vom Leben nach dem Tod legen besonderen Wert darauf, die Erinnerung an den Namen einer Person in Form von glorreichen Taten lebendig zu halten. Die alten Griechen nannten diese allgemeine Form des Gedenkens *kleos*. Auch wenn ich den Glauben, in den ich hineingeboren wurde, nicht mehr praktiziere, weiß ich doch, dass die Erinnerung an Namen im Judaismus eine große Rolle spielt. Die meisten kennen Yad Vashem, das World Holocaust Remembrance Center in Jerusalem. *Yad Vashem* ist hebräisch und bedeutet „ein Denkmal und ein Name“, ein Ausdruck, der aus der Bibel stammt. Gott gab den Auftrag, ein *yad vashem* – also ein Denkmal mit Namen – auf den Wänden des Tempels zu errichten zum Gedenken an seine kinderlosen Anhänger, damit sie auch ohne Nachkommen ewig leben mögen und nicht vergessen werden. Die Kultur, sich an Namen zu erinnern, ist so tief im Judaismus verankert, dass sie Eingang in die religiöse Volkssprache gefunden hat. Rabbis sind Männer mit Vorbildfunktion und dürfen als solche nicht fluchen. Aber es gibt einen Fluch – wie ich von meinen Yeshiwa-Tagen weiß –, den sie häufiger benutzen: *yemach shmo*. Er wird ausgesprochen wie ein langer Kehllaut, setzt sich in Wirklichkeit jedoch aus mehreren Wörtern zusammen, die auch wieder aus der Bibel stammen. Die schlimmste Verdammung Gottes, die auf einen Feind abzielte, lautet *ye ma-chek she-mo*, was übersetzt so viel heißt wie „die Erinnerung an seinen Namen auslöschen“. Dass der Name eines Menschen vergessen, aus dem Gedächtnis der Gemeinschaft gelöscht wird, ist das Schlimmste, was ihm passieren kann.

Für die meisten Menschen und auch in vielen Kulturen ist es ein Ausdruck größten Respekts, sich an einen Namen zu erinnern, ihn zu vergessen, kommt einer emotionalen Missachtung gleich. Dass Barbara ihrer Mutter so wenig bedeutete, dass diese ihren Namen vergaß, hat Barbara, wenn auch nur unterbewusst, ziemlich verstört. Und allen Menschen mit einem intakten Gehirn sei gesagt, wie viel uns ein Mensch bedeutet, hat einen Einfluss darauf, wie leicht es uns fällt, seinen Namen zu behalten.

Sich um andere Menschen zu kümmern ist ein zentraler Aspekt ethischen Verhaltens. Moralphilosophen unterscheiden zwischen Ethik und Moral, je nachdem wie stark wir involviert sind.[70] Für sie ist Moral ein vorgegebener und universeller Kodex, der das Verhalten gegenüber Menschen regelt, auch gegenüber solchen, deren Namen und Gesichter wir nicht kennen. Ethik zielt ab auf den Umgang mit Menschen, die wir persönlich kennen: Familienangehörige, Freund*innen und Bekannte. Moral ist weniger von Gedächtnisinhalten abhängig, d.h. wir halten korrektes universelles Verhalten für angeboren. Ethik ist dagegen stark abhängig von dem Zusammenspiel des Erinnerungssystems, für das der Hippocampus zuständig ist. Wir brauchen unsere Hippocampi, um Amygdalae und Cortex miteinander zu verknüpfen, damit ein Netzwerk vertrauter Assoziationen entsteht: ein Gesicht, ein Name und weitere persönliche Merkmale, die dann emotional aufgeladen werden.

Denken Sie an unseren Patienten H. M., das Musterbeispiel für alle Dinge, die mit dem Hippocampus zu tun haben. Obwohl ihm beide Hippocampi entfernt worden waren, handelte H. M. immer noch moralisch, und selbst wenn es nicht so wäre, würde die chirurgische Entfernung der Hippocampi ihn nicht entlasten. Aber man könnte ihm den Vorwurf machen, sich unethisch zu verhalten. Er war immer zuvorkommend, aber seine Ärztin, die ihn seit Jahrzehnten behandelte, schien im völlig egal zu sein. Sie bedeutete ihm so wenig, dass er sich nicht einmal ihren Namen merkte. Er erkundigte sich weder nach ihrem persönlichen Befinden noch nach ihrer Arbeit. Die Entfernung seiner Hippocampi hat ihn nicht nur seiner Fähigkeit beraubt, neue, bewusst zugängliche Gedächtnisinhalte zu bilden, sondern ihm auch die Möglichkeit genommen, neue, auf ethischem Verhalten basierende Beziehungen aufzubauen.

Fürsorgliches Verhalten, ein zentraler Aspekt ethischen Verhaltens, ist abhängig vom Gedächtnis: zwei schlichte Wahrheiten, die eine philosophische Betrachtung der ethischen Aspekte im Zusammenhang mit dem Gedächtnis ausgelöst haben, z.B. die Frage, ob Vergessen ethisch von Vorteil ist. Die meisten Philosoph*innen haben sich mit dem Nutzen der Vergebung beschäftigt. Egal wem wir vergeben, einem Familienmitglied, einer Freundin oder auch einer größeren Gruppe, die meisten Psycholog*innen und Soziolog*innen sind sich einig, dass Vergebung voraussetzt, bis zu einem gewissen Grad negative Gefühle, Demütigungen oder Schmerz loszulassen, wobei „loslassen“ nur einer der vielen Begriffe ist, die neurologisch für Vergessen stehen – in diesem Fall für das emotionale Vergessen, das die im Gedächtnis gespeicherten Fragmente eines Schmerzes, der uns verletzt hat, mildert.[71]

Gedächtnisfragmente zu dämpfen ist für Eric Kandel nicht bloß eine Metapher für „Vergessen um der Vergebung willen“. Kandel wurde 1929 in eine assimilierte jüdisch-österreichische Familie geboren und wuchs in Wien in einem kleinen Apartment über dem Spielwarenladen seines Vaters auf. Acht Monate nach der Annexion Österreichs durch Deutschland im Jahre 1938 und der Reichskristallnacht – die so hieß, weil paramilitärische Einheiten der Nazis jüdische Geschäfte zerstört und dabei viele Scherben hinterlassen hatten – wanderten er und seine Familie nach Brooklyn, New York aus. Eric wurde Psychiater und ein renommierter Gedächtnisforscher. Im Jahre 2000 wurde er für seine Arbeit mit dem Nobelpreis in Physiologie und Medizin ausgezeichnet. Unmittelbar nach dieser Auszeichnung lehnte er zunächst das Angebot des Majors von Wien ab, der wollte, dass seine Stadt von dem Ruhm ihres Sohnes profitierte. Obwohl Eric Kandel zu einer solchen Vergebung zunächst nicht bereit war, blieb der Major hartnäckig und führte mehrere Gespräche mit ihm. Der Major entsprach Erics Bitte, den Heilungsprozess durch entsprechende Maßnahmen zu unterstützen und unterstützte damit dessen Bereitschaft zu vergeben. Auch wenn er die Gräueltaten nie vergessen hat, vergab er der schuldigen Nation letztendlich so weit, dass es ihm möglich war, im Jahre 2008 die Ehrenbürgerschaft zu akzeptieren. Über die ethischen Aspekte, einer schuldigen Nation zu vergeben, lässt sich philosophieren, doch aus meiner Sicht hat er sich richtig verhalten.

Mit 91 Jahren leitet Eric immer noch eines der größten und arbeitsintensivsten Labore an der Columbia University und ist damit der lebende Beweis dafür, dass das Gedächtnis nicht bei allen zwangsläufig schlechter wird. Eric war jahrelang mein hoch geschätzter wissenschaftlicher Mentor. Er erklärte sich bereit, mit mir über sein Verhältnis zu Wien zu sprechen und für mich war es spannend, mit dem führenden Experten auf dem Gebiet der Gedächtnisforschung über „Vergessen um der Vergebung willen“ zu diskutieren. Heute ist Eric nicht nur Ehrenbürger der Stadt Wien – einer Stadt, die seine Kindheit brutal zerstört und seine Familie ihrer Würde und ihrer Lebensgrundlagen beraubt hat – sondern er kümmert sich auch aktiv um wissenschaftliche und kulturelle Belange der Stadt.

Für eine Vergebung dieser Größenordnung waren diverse Handlungspläne erforderlich, die auf zwei für das Vergessen wichtige Prozesse abgestimmt waren. Der erste: In Wien wurde ein Symposium gegründet, in dem einmal im Jahr Österreichs Umgang mit dem Nationalsozialismus thematisiert wurde. Das Symposium sollte zum einen an die Geschehnisse erinnern und zum anderen die Aussöhnung fördern; beides setzt Loslassen auf emotionaler Ebene voraus. Im beiderseitigen Austausch lernen die Opfer des Nationalsozialismus die absurde Logik und die groteske Motivation der Täter kennen und, was noch wichtiger ist, die Täter werden mit dem Ausmaß des Leids konfrontiert, das sie den Opfern zugefügt haben. Das Ziel des Symposiums besteht also erstens darin, die Erinnerung an diese verbrecherische Zeit aufrechtzuerhalten und dafür zu sorgen, dass sie nie vergessen wird, und zweitens soll die Vermittlung der grausamen Wahrheit die Erinnerung der Menschen in ein nationales Bewusstsein transformieren und so ihrer Entlastung dienen. Dieser Heilungsprozess setzt Vergessen auf emotionaler Ebene voraus. Ein kollektives Gedenken, das aus vielen persönlichen Erinnerungen besteht, muss flexibel sein. Die Flexibilität individueller Gedächtnisinhalte setzt, wie bereits erwähnt, aktives Vergessen voraus und dies gilt auch für das kollektive Gedächtnis. Der Begriff Amnestie, griechisch *amnestia*, ist demnach eine Form der Vergebung.

Der zweite Handlungsplan nutzte einen schlichteren Prozess des Vergessens. Unser Gehirn weiß intuitiv, dass nicht alles, was wir abspeichern, so wichtig ist, dass wir es uns merken müssen. Es macht durchaus Sinn – für unsere individuelle geistige Gesundheit und, wie in diesem Fall, für die der Nation – Dinge unserer Umgebung, die wir temporär kodieren, zu vergessen. Eric kannte eine Straße in Wien, die nach einem ehemaligen Major benannt war. Dieser Mann war ein derart überzeugter Antisemit, dass Hitler ihn in *Mein Kampf* erwähnte. Auf Erics Bitte hin wurde die Straße 2012 umbenannt in *Yemach shmo*! Die Umbenennung einer Straße ist jedoch kein geeignetes Mittel, um den Namen eines Mannes, der Verachtung verdient, aus den Geschichtsbüchern zu tilgen; dieser Mann war nicht bloß ein Mitläufer, vielmehr hat sein schändlicher Rassismus zu einem der größten moralischen Verbrechen in der Geschichte geführt.

Es gibt noch einen weiteren, in ethischer Hinsicht weniger offensichtlichen Vorteil eines ausgeglichenen Verhältnisses zwischen Erinnern und Vergessen. Wenn wir das Gedächtnis brauchen, um uns um andere zu kümmern, dann sollten wir die Folgen bedenken, die in ethischer Hinsicht zu befürchten sind, wenn wir uns an zu viele Dinge erinnern, was uns veranlassen könnte, zu viel des Guten zu tun.

Du sollst deinen Vater und deine Mutter ehren. Du sollst deinen Nächsten, bzw. deinen *Freund*, wie es im Originaltext heißt, lieben wie dich selbst. Du sollst der Flagge Ehre erweisen. Diese Gebote repräsentieren die immer größer werdenden konzentrischen Kreise ethischer Einstellung gegenüber der Familie, Freund*innen, Nachbarn oder der Nation. Von den angeführten Beispielen ist es die Liebe zur Nation, unser Patriotismus, der am stärksten auf das vom Hippocampus abhängige Erinnerungssystem angewiesen ist, wenn es darum geht, Fakten mit Emotionen zu verknüpfen. Anders als die Liebe, die wir für die Familie oder Freund*innen empfinden, ist die Liebe zur Nation nicht angeboren, sondern eher etwas Abstraktes, was bedeutet, dass Lernen und Gedächtnis dabei eine Rolle spielen. Wir sagen spontan „Ich würde sterben, um mein Kind zu retten" oder „Ich würde mich für einen Freund erschießen lassen". Aber für ein Land? Für diese oder auch weniger extreme Formen des Patriotismus müssen wir uns in Erinnerung rufen, dass wir ein Territorium und eine Geschichte haben, die wir teilen und uns frühere Großtaten und schmerzliche Erfahrungen vergegenwärtigen.

Hier ein Beispiel: Clara, 14 Jahre alt, rief immer wieder „Ich will nach Hause!" während ihre Eltern und ein Arzt an ihrem Bett standen. Sie machten Urlaub in einem Seebad in Nordspanien, weit weg von ihrem Zuhause in Interlaken, einem idyllischen Dorf in den Schweizer Alpen. Am Tag zuvor hatte Clara sich bei einer von den zuständigen Mitarbeitern des Seebads organisierten Segeltour den Kopf gestoßen. Als Clara wieder an Land war, klagte sie über Kopfschmerzen und Übelkeit und der hiesige Arzt wurde gerufen. Er vermutete eine leichte Gehirnerschütterung, nichts Gravierendes, und empfahl Clara, im Bett zu bleiben und viel zu trinken.

Am nächsten Morgen hatte Clara nur noch leichte Kopfschmerzen, die Übelkeit hatte nachgelassen und die neurologische Untersuchung war nicht auffällig. Aber sie musste immer an ihr Zuhause denken. Es war mehr als die bloße Sehnsucht nach Zuhause, die wir manchmal empfinden, wenn wir unterwegs krank werden oder zu lange weg waren. Clara lehnte auch das Essen und die Getränke ab; sie vermisste das ihr vertraute schweizerische Essen so sehr, dass sie die „ausländischen Speisen" ekelhaft fand. Das „fremde Verhalten" und die „merkwürdige Sprache" der Restaurantmitarbeiter*innen störten sie ebenfalls. Schon der Geruch der Seeluft und das Wogen der Wellen, das Clara tags zuvor so gut gefallen hatte, stießen sie ab. Sie bildeten einen unerträglichen Kontrast zu den grünen Bergen und dem Klang der Kuhglocken in der Schweiz. Da Clara weiterhin an das „geliebte Vaterland" und seine hochgeschätzten „nationalen Vorzüge" denken musste, wurde der Arzt noch ein zweites Mal gerufen. Er hielt diese „melancholische Besessenheit" für eine extreme Form von Heimweh.

„Clara" ist frei erfunden. Sie steht für junge schweizerische Patient*innen, die Dr. Johannes Hofer 1688 in seiner medizinischen Dissertation für die Universität Basel beschrieb.[72] (Claras Geschichte wurde an die heutige Zeit angepasst, aber ihre Symptome sind typisch für Hofers Fälle und die Zitate stammen aus seiner Dissertation.) Als Hofer die bislang unbekannte Störung diagnostizierte, führte er neue medizinische Begriffe ein, die dem entsprachen, was er bei vielen seiner Patient*innen beobachtet hatte – allesamt Jugendliche aus der Schweiz, die an Symptomen litten, die extremem Heimweh sehr nahe kamen, aber in medizinischer Hinsicht viel schlimmer waren. Zwei dieser Begriffe – „Nosomanie" und „Nostalgie" – sind abgeleitet von dem altgriechischen Wort *nostos*, mit dem Homer das Glücksgefühl beschrieb, wieder nach Haus zu kommen. „Mania" im ersten Begriff kommt aus dem Griechischen und bedeutet „verrückt sein"; „algia" im zweiten Begriff ist abgeleitet von *algos*, was so viel bedeutet wie „Schmerz". Das dritte Wort war das etwas sperrige „Philopatridomania", was so viel heißt wie „manische Vaterlandsliebe". Hofer hat nicht begründet, warum er sich für

„Nostalgie" entschied. Nachdem ich seine Dissertation aus heutiger Sicht und vor dem Hintergrund aktueller medizinischer Erkenntnisse gelesen habe, finde ich den Begriff „Nosomanie" passender.

In der Neurologie unterscheiden wir zwischen Krankheiten, die mit einem „Funktionsverlust" einhergehen und solchen, die eine „Überfunktion" verursachen. Die Alzheimer-Krankheit ist ein Beispiel für eine Krankheit, die mit einem Funktionsverlust einhergeht, denn sie schädigt die Neurone des Hippocampus und reduziert so die normale Aktivität ihrer Synapsen. Die Reduzierung der Geschwindigkeit, in der die Neurone normalerweise feuern, führt dazu, dass das Gedächtnis nicht mehr normal funktioniert. Krankheiten, die mit einer „Überfunktion" einhergehen, bewirken das Gegenteil. Werden Neurone überstimuliert, feuern die Synapsen dieser Neurone zu schnell und lösen in den betroffenen Hirnrarealen eine Überfunktion aus. Krankheiten, die mit einem „schnell feuernden Gehirn" einhergehen, erkennt man an den plötzlich auftretenden Krämpfen. Erfasst der Krampf die sensorischen Regionen im Cortex, werden die Betroffenen mit eingebildeten Gerüchen, Wahrnehmungen oder Geräuschen konfrontiert – alles Symptome, die mit einer Überfunktion einhergehen. Sind die zentralen Schwerpunkte im Cortex betroffen, in denen die Gedächtnisinhalte abgespeichert sind, stimuliert die Überfunktion falsche Gedächtnisinhalte und löst ein Déjà-vu-Erlebnis aus. Wir wissen heute, dass Halluzinationen, Wahnvorstellungen und Zwangsvorstellungen Symptome sind, die mit einer durch ein hyperaktives Gehirn ausgelösten Überfunktion einhergehen; doch in diesen Fällen sind sie eher das Ergebnis eines Schwelbrandes als eines Großbrandes. Das mentale Chaos, das entsteht, wenn man tagelang nicht schläft und, wie bereits erwähnt, die übermäßige Konfrontation mit nutzlosen Gedächtnisinhalten, ist ein weiteres Beispiel für eine mangelhafte zerebrale Überfunktion.

Für Hofer war Nostalgia eine durch Überfunktion ausgelöste neurologische Krankheit – ein durch zu viele Erinnerungen überfordertes Gehirn – und er verortete den Ursprung des Ausbruchs in einem Teil des Gehirns, in dem der Cortex die Erinnerung „home sweet home" abspeichert. Da Hofer mit der Funktion des Gehirns kaum vertraut war (zur damaligen Zeit wusste man tatsächlich so gut wie nichts), warf er einfach einen Pfeil, der irgendwo im „Mittelhirn" landete. Jahrhunderte bevor etwas über die Existenz von Neuronen, Synapsen oder Fortsätze von Dendriten bekannt wurde, postulierte er auf anschauliche Art und Weise, die Ursache von Nostalgia, eine durch ein Übermaß an Gedächtnisinhalten ausgelöste Störung, seien die „ununterbrochenen Schwingungen tierischer Geister in jenen Fasern des Mittelhirns, in denen sich immer noch Spuren von vaterländischen Idealen befinden." Aus physiologischer Sicht lag er mit seiner Vorstellung, dass diese Gedächtnisinhalte entflammt werden und sich über das ganze Gehirn ausbreiten können, völlig richtig. Wir würden sagen: Ein epileptischer Anfall beginnt an einem Ort irgendwo im Gehirn, breitet sich dann über das ganze Gehirn aus und löst eine Grand-mal-Epilepsie aus. Doch laut Hofer beginnt ein nostalgisches Feuer in dem Areal, das für „Vaterland" steht, breitet sich von dort aus über Pfade, die aus „Poren und Tuben" bestehen und verursacht eine umfassende Obsession, eine „ungute Vorstellung" von „Vaterland."

Wie bereits erwähnt, ist bei PTBS eine zerstörerische Überfülle emotionaler Gedächtnisinhalte vorhanden, deren flashbackartige Symptome auf eine emotionale Hypermnesie (zu viele Erinnerungen) hindeuten. Laut Hofer ist dies bei Nostalgia genauso. Aufgrund ihrer besonderen Form der Hypermnesie sind Patient*innen, die an Nostalgia leiden, nicht mehr in der Lage, die „Milch ihrer Mutter zu vergessen" und jeder Anblick oder jedes Geräusch, das vage an „home sweet home" erinnert, weckt wehmütige Erinnerungen an „den Charme des Vaterlandes". Unablässiges Sinnieren über das Vaterland, womit Hofer eine Obsession meinte, könne zu „Stupidität des Geistes führen – eines Geistes, der sich unentwegt mit Gedanken an das Vaterland beschäftigt." Und bevor wir Hofer wegen seines unsensiblen Umgangs mit dem Begriff „Stupidität" kritisieren, sei darauf hingewiesen, dass viele Begriffe, die heutzutage als abwertend empfunden werden, bis gegen Ende des 19. Jahrhunderts offizielle neurologische Diagnosen waren. Erwachsene, die sich wie Kinder benahmen, bekamen die Diagnose „Idioten", und Erwachsene, die sich wie Teenager verhielten, waren „Schwachsinnige". Wie Hofer sehr richtig vermutete, kann eine Obsession eine zerstörerische Überfülle an Erinnerungen sein. Wir wissen heute, dass Hirnareale im Cortex, die für den Zugang zu Gedächtnisinhalten verantwortlich sind, bei Patient*innen, die an einer Obsession oder zwanghaften Störung leiden,

Patient*innen wie Clara, die immer wiederkehrende zerstörerische Gedanken haben, die ihr Verhalten beeinträchtigen, tatsächlicher hyperaktiv und eng miteinander verknüpft sind. Für solche Patient*innen ist eine Expositionstherapie, die den Prozess des Vergessens nutzt, nach wie vor eine der besten Interventionen.[73]

Wegen der demografischen Besonderheiten seiner an Nostalgia leidenden Patient*innen entwickelte Hofer folgende Ätiologien oder Prädispositionen, die ihm wichtig erschienen. Erstens: das Alter. Jugendliche sind leicht zu beeindrucken und sehr emotional, was sie für Nostalgia prädisponiert. Zweitens: eine in der Kindheit erlittene „Verletzung", die das Krankheitsrisiko erhöht. Eine solche Verletzung könnte, wie man heute sagen würde, den normalen Entwicklungsprozess verzögern und verhindern, dass wir unsere unangemessenen Vorlieben und Vorstellungen aus Kindertagen überwinden. Drittens: Da alle seine Patient*innen aus der Schweiz stammten, nahm er an, dass die Nation eine Rolle spielt und er fragte sich, ob die geliebte „helvetische Nation" etwas an sich hat, das erklären könnte, was die Schweizer*innen gegenüber anderen „Volksstämmen in Europa" für Nostalgia prädisponiert.

Alle Störungen beginnen und werden entdeckt aufgrund des Verdachts eines klugen klinischen Gesundheitsexperten. Doch nicht jeder Verdacht erweist sich als Störung. Anders als Leo Kanners klinische Eingebung im Zusammenhang mit Autismus war die von Hofer falsch. Nostalgia ist keine Störung, kein durch zu viele Erinnerungen an die Heimat überfordertes Gehirn. Doch diese vermeintliche Krankheit leistet gute Dienste, wenn es darum geht, die Vorteile des Vergessens vor dem Hintergrund unseres ethischen Verhaltens aufzuzeigen.

Hofers „Nostalgia" ist zwar keine Krankheit, aber der Begriff hat überlebt, wenn auch nicht in medizinischen Lehrbüchern, dann doch kulturell in unserem Wortschatz – vor allem weil das Konzept Nostalgia schnell von den Dichter*innen, Philosophen und Politikwissenschaftler*innen der Romantik übernommen wurde, die nicht lange nach der Veröffentlichung von Hofers Dissertation begannen, das moderne Konzept des Nationalismus zu nutzen. Indem sie das Heimweh – die Liebe zu unserer Nation, zu dem Land unserer Mütter und Väter – verklärten, stellten sie den Nationalismus in ethischer Hinsicht auf eine Stufe mit der Liebe zu unseren Müttern und Vätern.

Laut *Merriam-Webster's Collegiate Dictionnary* ist Nostalgia „eine wehmütige oder übertrieben sentimentale Sehnsucht nach einer vergangenen Zeit oder einem Zustand, der unwiderruflich vorbei ist." An dieser Art von Sehnsucht ist nichts Falsches, ist doch die Sehnsucht nach dem verlorenen Paradies Teil jener von Melancholie geprägten menschlichen Situation, die so alt ist wie Adam und Eva. Jede Nation hat ihre eigene Form der Nostalgia und das einzig Interessante daran ist, dass jede ihre eigene für etwas Besonderes hält, obwohl alle Menschen dieses Gefühl teilen.[74] Aus ethischer Sicht war es kein Fehler, dass Clara liebevolle Gefühle für ihr Heimatland hegte und sich danach sehnte, doch als ihre Erinnerungen zu dominant wurden und sich wie ein rasendes Inferno ausbreiteten, verlor sie, ethisch betrachtet, ihren Verstand. Diese Diskrepanz zwischen ethisch akzeptierter Liebe zu Menschen, die wir kennen und einem moralisch inakzeptablen Hass gegenüber Menschen, die wir nicht kennen, ist die Gefahr, die von zu vielen Erinnerungen ausgehen kann, und dies gilt für alle Bereiche unseres Lebens, in denen Ethik eine Rolle spielt. Ein ausgeglichenes Verhältnis zwischen Erinnern und Vergessen kann verhindern, dass unser Verstand – oder wie Hofer es formulierte, unsere „Vorstellungen" – davon befallen wird.

Wir alle, die einen mehr, die anderen weniger, haben patriotische Gefühle, und es ist zu begrüßen, dass vielen ihr Land am Herzen liegt, sofern ethische Prinzipien dabei nicht zu kurz kommen. Ich habe im Zusammenhang mit 9/11 sämtliche Facetten des amerikanischen Patriotismus beobachten können, als ich Zeuge wurde, wie das World Trade Centre in sich zusammenfiel und von dem Stahl und dem Gerüst nur noch Bruchstücke übrig blieben. Ich hatte an diesem Morgen schon einiges geschafft, das Budget meiner Labore mit den Leitern unserer Büros überprüft, die in der obersten Etage des höchsten Gebäudes unseres medizinischen Zentrums liegen. Das Zentrum liegt auf der nördlichen Spitze von Manhattan, dem höchsten Punkt der Insel: Washington Heights. Der Name geht zurück auf George Washington, der sich bei der Schlacht von Fort Washington genau hier den Briten entgegenstellte. Die Fenster des Büros im Penthouse gehen nach Süden und bieten einen Panoramablick über das herrliche Manhattan. An diesem besagten Morgen schauten wir entsetzt auf den Qualm, der aus dem auf der südlichen Spitze der Insel gelegenen North Tower aufstieg. Als klar war, dass es sich um einen

Anschlag ausländischer Terroristen handelt, kam einigen sofort in den Sinn, dass dies in über zweihundert Jahren, also seit Gründung unserer Nation auf der Basis der Prinzipien eines liberalen Nationalismus, der erste Anschlag auf der Insel war.

Noch während die Zwillingstürme brannten, wurden wir instruiert, uns nicht dorthin zu begeben, was für uns als Gesundheitsdienstleister*-innen eine ganz selbstverständliche Reaktion gewesen wäre, sondern an Ort und Stelle, also im medizinischen Zentrum in Washington Heights, zu bleiben und auf die Krankenwagen zu warten, die Verletzte zu uns bringen würden. Da nur sehr wenige Menschen den Anschlag überlebt hatten, wurde niemand zu uns gebracht. Während wir untätig warteten und die weiteren Ereignisse dieses katastrophalen Tages gespannt im Fernsehen verfolgten, wurde ich Zeuge, wie meine schockierten Kolleg*innen über das Wohl der Nation diskutierten. Ich freute mich über diese Reaktion, da ich häufig den Eindruck hatte, dass meine amerikanischen Kolleg*innen im Gegensatz zu meinen israelischen Freunden ihrem Heimatland emotional nicht besonders nahe stehen. Ich sah das nicht kritisch, ich beneidete meine amerikanischen Freunde sogar, weil sie nicht in der Armee dienen mussten und in einem Land lebten, dessen Existenz für sie eine Selbstverständlichkeit war. Doch in einer Situation, in der ihr Land angegriffen wurde, war es völlig in Ordnung, dass sich so etwas wie Patriotismus bei ihnen regte.

Als die Zwillingstürme fielen, schien die Hirnregion, in der sich laut Hofer die Vorstellungen befinden, bei den meisten Patient*innen in unserem Wartezimmer aktiv zu werden. Sie alle hatten den Wunsch, unsere Nation zu rächen. Wenn man im Nahen Osten aufwächst und an Kriege gewöhnt ist, entwickelt man eine Sensibilität für die Gefahren des Nationalismus. Die meisten der im Raum Anwesenden wussten nicht, dass die Terroristen in ihrem Heimatland und in ihrer Heimatstadt ein Blutbad angerichtet hatten, was ihre Reaktion verständlich machte. Beängstigend war allerdings die Tatsache, dass in den Gehirnen einiger ein anomaler Zustand der Hyperaktivität ausgelöst wurde. Diese zerstörerische Überfunktion verleitete selbst meine ansonsten sehr liberalen Kolleg*innen zu rachsüchtigen, fremdenfeindlichen Äußerungen, denn ihr Hass richtete sich gegen alle „Araber“, gegen ein ganzes Volk. Ich fand, dass Hofer recht hatte: Diese Art von zerebraler Überaktivität, diese allumfassende

Heimatland-Hypermnesie, löste bei einigen meiner durchaus klugen Freund*innen eine temporäre moralische Stupidität aus.

Ein paar Tage später hatten sich die Gemüter wieder beruhigt, was zweifellos von einem sehr komplexen Prozess begleitet war, aber aus heutiger Sicht kann ich sagen, dass die in den vorigen Kapiteln beschriebenen, mit Vergessen einhergehenden Prozesse dabei sicherlich eine Rolle gespielt haben. Wir wissen jetzt, dass der für das Vergessen vorgesehene Meißel unsere Erinnerungen einschränken kann. Wir wissen jetzt, dass die therapeutischen Vorzüge des emotionalen Vergessens kurz nach einem traumatischen Ereignis einsetzen können und dass die Teilnahme an gemeinschaftlichen Aktivitäten diesen Prozess beschleunigen und so verhindern kann, dass emotional aufgeladene Erinnerungen die Oberhand gewinnen und Psychopathologien auslösen. Das Gleiche gilt für die Erinnerungen eines Volkes und dessen Pathologien. Meine Kolleg*innen und ich erlebten dies, als wir uns zu den Tausenden von amerikanischen Patrioten unterschiedlicher Kulturen gesellten, die sich spontan an den Straßenecken von Manhattan mit angezündeten Kerzen zu einer Nachtwache versammelt hatten, und als wir das Verzeichnis der Toten und Vermissten sahen und in die vielen Gesichter aus unterschiedlichen Kulturen blickten, die mit den Lippen lautlos deren Namen formten.

Was Nostalgia betrifft, hatte Hofer unrecht, aber es ist durchaus denkbar, dass es im Cortex Schwerpunkte gibt, die unser „Heimatland" repräsentieren, ähnlich wie die Schwerpunkte, die eine Person repräsentieren. Hätte ich die Aktivität in diesen cortikalen Schwerpunkten, die für das Heimatland stehen, in den einzelnen Phasen, in denen sich patriotische Gefühle entwickelt haben, aufgezeichnet und auf einem langen Papierstreifen ausgedruckt – so wie Kardiolog*innen die Aktivität des Herzens oder Neurolog*innen die des Gehirns aufzeichnen – wäre ein Spiegelbild dessen entstanden, worum es in diesem Buch geht: Dass ein ausgeglichenes Verhältnis zwischen Erinnern und Vergessen für unsere geistige Gesundheit unverzichtbar ist. Dazu folgendes Beispiel, das zeigt, wie sich unser ethisches Empfinden verändert.

Anfangs zeigen die Zacken eine unterdurchschnittliche Aktivität an, eventuell sogar eine flache Linie, die darauf hindeutet, dass wir momentan keine patriotischen Gedanken hegen oder dem Thema neutral gegenüberstehen. Danach nimmt die Aktivität der Zacken deutlich zu, ausgelöst durch patriotische Gefühle, die unser Empfinden für das Heimatland auf ein normales Niveau anheben, welches signalisiert, dass uns die Sicherheit und das Wohlergehen unseres Landes am Herzen liegt. Anschließend entfachen die Gedanken an das Heimatland eine hohe Aktivität, die das ganze Gehirn erfasst, eine unvermutete Attacke, ausgehend von dem Schwerpunkt im Cortex, der das Heimatland repräsentiert. Diese zerebrale Hyperaktivität flaut in dem Maße ab wie die mit dem Heimatland assoziierte Aktivität abnimmt. Diese Reduzierung beruht sicherlich auf vielen Faktoren, allerdings spielt hier auch das normale Vergessen eine gewisse Rolle, was im Hinblick auf das ethische Empfinden in diesem Kontext die Rückkehr zum Normalzustand bedeutet.

Schlussbetrachtung: Pathologisches Vergessen

„Dr. Small, ich beglückwünsche Sie zu Ihren anatomischen Kenntnissen, doch was ist die Ursache?“ Wenn die Ironie in diesem Satz Ihnen nicht bekannt vorkommt, dann sind Sie ein gutes Beispiel dafür, dass der Hippocampus in den meisten Fällen glücklicherweise keine stählerne Falle ist und dass Gedächtnisinhalte nicht für immer im Cortex bleiben. Kommt der Satz Ihnen doch bekannt vor, fällt Ihnen vielleicht ein, dass Karl, mein Patient, von dem in Kapitel 1 die Rede war, mir diese Frage gestellt hat, nachdem ich die altersbedingte Verschlechterung seines Gedächtnisses im Hippocampus lokalisiert hatte. Ein subtiles – oder bei dem liebenswert kratzbürstigen Karl vielleicht doch nicht ganz so subtiles – „na und“ schwang in seinem halbherzigen Kompliment mit. Seine Frage zielte nicht auf das Wo, sondern auf das Warum ab.

Vielleicht erinnern Sie sich auch an mein Bedauern darüber, dass ich mit Karl nicht mehr über das neue Forschungsgebiet sprechen konnte, das sich mit dem Vergessen beschäftigt und das in den zehn Jahren, die seit seinem Tod vergangen sind, viele Erkenntnisse zutage gefördert hat. Karl war ein gutes Beispiel für die tief sitzende Angst vor dem normalen Vergessen, die uns über weite Strecken unseres Lebens begleitet. Diese unberechtigte Angst zu zerstreuen hat mich motiviert, dieses Buch zu schreiben. Mein Ziel war es, die von den wissenschaftlichen Instituten zutage geförderten Erkenntnisse über die Vorzüge des normalen Vergessens und dessen pathologische Version gegenüberzustellen; letztere lässt das Vergessen rasch voranschreiten und unsere Angst davor ist vollkommen berechtigt.

Karl war klar, dass die biologisch-anatomischen Gegebenheiten für die Erstellung einer Diagnose von Bedeutung waren – also die Tatsache, dass es verschiedenartige Störungen gibt, die unterschiedliche Hirnareale befallen und dass den Ärzt*innen der Weg zu einer genauen Diagnose erleichtert wird, wenn sie wissen, welche Hirnareale betroffen sind. Ich werde nicht weiter auf die unberechtigten Ängste, wie beispielsweise die von Karl vor dem normalen Vergessen eingehen, wie ich es in diesem Buch häufiger getan habe, sondern neue Forschungsansätze auf dem Gebiet der pathologischen Form des Vergessens präsentieren, die zu Recht Ängste auslöst.

Die Patient*innen wollen genau wie wir alle erstens wissen, warum pathologisches Vergessen auftritt und zweitens, wie man feststellen kann, was nicht richtig funktioniert und wie diese Fehlfunktion behandelt werden kann. Auslöser der Krankheit sind defekte Proteine, weshalb viele effiziente Therapien auf die eine oder andere Art versuchen, die defekten Proteine zu reparieren. Das Gehirn besteht aus einer Vielzahl unterschiedlicher Hirnareale, von denen jedes über eine spezifische „Population von Neuronen" verfügt, und jede Population besteht aus Proteinen, die sich geringfügig voneinander unterscheiden. Die anatomische Biologie verspricht: Wenn wir herausfinden können, welche Population die Quelle der zerebralen Störung ist, dann können wir auch feststellen, welche Proteine defekt sind. „Den Schrei hören", der von dem Ausgangspunkt einer Krankheit ausgeht, ist eine anschauliche Redewendung, die gegen Ende des 18. Jahrhunderts, als die moderne Medizin noch in den Anfängen steckte, verwendet wurde und die die biomedizinische Theorie von Aufspüren und Reparieren der anatomischen Biologie widerspiegelt: Die Lokalisierung einer Krankheit führt zu ihrer Ursache und letztendlich zu therapeutischen Ansatzpunkten für ihre Heilung.[75]

Die Suche nach den Ursachen und Behandlungsmöglichkeiten des pathologischen Vergessens in höherem Lebensalter kam anfangs nur schleppend voran und blieb hinter den innovativen Fortschritten der anderen medizinischen Disziplinen zurück. Der Grund für diese Verzögerung – den ich auch meinen Patient*innen und ihren Familien erkläre, um unsere Ignoranz zu entschuldigen – waren Unstimmigkeiten im Zusammenhang mit der Klassifikation. Obwohl Dr. Alois Alzheimer die Krankheit 1906 beschrieben hatte, wurde die Alzheimer-Krankheit im 20. Jahrhundert weitgehend ignoriert. Dr. Alzheimer hatte Amyloid-Plaques und neurofibrilläre Knäuel im Gehirn von Patient*innen entdeckt, die in der präsenilen Phase ihres Lebens eine Demenz entwickelten; mit dem medizinischen Begriff „Senilität" war schlicht „ein höheres Lebensalter" gemeint, etwa die Mitte der 60er-Jahre. „Präsenile Demenz" ist äußerst selten. So selten, dass die Alzheimer-Krankheit vor Ende der 1970er-Jahre wenn überhaupt, dann höchst selten in den medizinischen Lehrbüchern erwähnt wurde, obwohl die Erkenntnisse von Dr. Alzheimer als hochaktuell galten, denn sie bewiesen, dass Demenz biologische Ursachen hat und nicht ein bewusstes Fehlverhalten des Patienten ist. „Senile Demenz", eine fortschreitende Abnahme der kognitiven Fähigkeiten, die gewöhnlich in höherem Lebensalter auftritt, war lange bekannt und verbreitete sich exponentiell, weil dank medizinischer Fortschritte immer mehr Menschen länger lebten. Sie galt als Endstadium des normalen Alterungsprozesses und nicht als Krankheit. Die Verringerung der Neurone in den Hirnarealen, in denen das Gedächtnis lokalisiert ist, wurde, genauso wie die Alterung der Haut oder das Ergrauen der Haare, als altersbedingter Abnutzungsprozess verstanden. Doch als die Lebenserwartung stieg und immer mehr Gehirne von alten Menschen untersucht wurden, stellten die Forscher*innen in den 1970er-Jahren fest, dass die Plaques und Knäuel, die Dr. Alzheimer bei seinen präsenilen Patient*innen gefunden hatte, auch bei senilen Patient*innen vorkamen. Dies ließ nur den Schluss zu, dass es sich bei beiden Formen um ein und dieselbe Krankheit handelte. Dies war ein Wendepunkt in der Geschichte der Medizin. Die Diagnose Alzheimer-Krankheit, die heute sowohl für die präsenile als auch für die senile Demenz gilt, war keine seltene Krankheit mehr, sondern eine häufig vorkommende und am meisten gefürchtete Krankheit unserer Zeit.

Doch die Situation eskalierte, und es dauerte nicht lange, da wurde bei jedem, dessen vom Hippocampus abhängiges Gedächtnis sich mit zunehmendem Alter geringfügig verschlechterte – also früher oder später bei uns allen – die Alzheimer-Krankheit im Frühstadium vermutet. Einige wenige Neurolog*innen sahen diese Entwicklung kritisch. Jemand wie ich beispielsweise, der Erfahrung in der Arbeit mit Tiermodellen hat, weiß, dass eine Verschlechterung des vom Hippocampus abhängigen Gedächtnisses infolge des normalen Alterungsprozesses bei allen Säugetieren auftritt. Ich fand es paradox, dass Menschen die einzigen Säugetiere sein sollten, denen diese normale Folge des Alterungsprozesses erspart bleibt. Wir kritischen Neurolog*innen verwiesen darauf, dass eine altersbedingte Fehlfunktion des Hippocampus zwei Ursachen hat – Alter und Krankheit – und dass, anders als beispielsweise im Fall der Alterssichtigkeit (normale altersbedingte Abnahme der Sehfähigkeit), viele Menschen achtzig oder neunzig Jahre alt werden, ohne die Alzheimer-Krankheit zu entwickeln. Die Mehrheit der Neurolog*innen hielt dagegen, die Prävalenz der Krankheit steige mit zunehmendem Alter an und jeder, der lange genug lebt, würde irgendwann die Alzheimer-Krankheit entwickeln.

Als ich 1998 mein eigenes Labor eröffnete, fragten sich meine Kolleg*innen und ich, ob es uns gelingen würde, die scheinbar unvereinbaren Positionen mithilfe der anatomischen Biologie miteinander in Einklang zu bringen. Damals war bekannt, dass der Hippocampus aus verschiedenartigen Neuronen-Populationen besteht, die sich in unterschiedlichen anatomischen Bereichen befinden. Im Jahre 2001 veröffentlichten wir unsere Hypothese, die besagte, dass die Alzheimer-Krankheit eine Folge der altersbedingten Fehlfunktion des Hippocampus ist und der normale Alterungsprozess die zweite Ursache sein muss, und davon ausgehend, dass die beiden Krankheiten verschiedene Ursachen haben, sollten beide auch Verbindung zu unterschiedlichen Neuronen-Populationen des Hippocampus haben.[76] Die Hypothese war einfach, sie zu verifizieren dagegen nicht, da die Alzheimer-Krankheit damit beginnt, dass Neurone geschädigt werden, und dies viele Jahre bevor sie absterben, was auch für den normalen Alterungsprozess gilt. Um den Anfang der Alzheimer-Krankheit mit dem Alterungsprozess vergleichen zu können, bräuchten wir eine Kamera, die in der Lage wäre, bei Patient*innen in den frühen präklinischen Stadien der Krankheit zu verfolgen, wie der Hippocampus sich unter dem Einfluss einer „neuronalen Krankheit" entwickelt.

Die Kameras einer funktionalen MRT (fMRT) sind prinzipiell in der Lage, geschädigte Neurone ausfindig zu machen, indem sie aufzeichnen, wie viel Energie ein Hirnareal verbraucht. Die fMRT generiert eine Art Wärmebild, das den Energieverbrauch zeigt; geschädigte Neurone sind entweder wärmer als normal – wie bei Epilepsie, PTBS und der vermeintlichen Krankheit Nostalgia – oder kalt, wenn sie nicht richtig funktionieren, wie bei der Alzheimer-Krankheit und beim Alterungsprozess. Aber die fMRT-Kameras, die es damals gab, hatten ein Problem mit der Bildauflösung. Wie ein fehlerhafter Satellit, der ein ganzes Archipel abbilden kann, aber nicht die einzelnen Inseln zeigt, konnten die Kameras nur den Hippocampus, nicht aber seine einzelnen Areale sichtbar machen. Unser Labor hatte in den ersten fünf Jahren mit technischen Innovationen und Entwicklungen zu tun. Hin und wieder versuchten wir, die fMRT zu verbessern, um geschädigte Neurone in jedem einzelnen Bereich des Hippocampus aufspüren zu können. Ohne Erfolgsgarantie war dies eine ziemlich nervenaufreibende Angelegenheit – ich war noch ganz am Anfang meiner Karriere und hatte eine ungewisse Zukunft vor mir – aber die langen Arbeitstage und die vielen schlaflosen Nächte haben sich gelohnt. Unsere technische Innovation war erfolgreich und sobald unsere neue und verbesserte fMRT-Kamera optimiert war, gelang es, unsere Hypothese unverzüglich zu validieren.[77]

Bilder im Rahmen einer biomedizinischen Debatte präsentieren zu können ist von Vorteil, denn ein Bild sagt mehr als tausend Worte. Sobald die fMRT die geschädigten Neurone in der entsprechenden Patientengruppe erkannt hatte, war es möglich, sich die Plausibilität der Hypothese mit eigenen Augen anzuschauen (Abbildung 6).

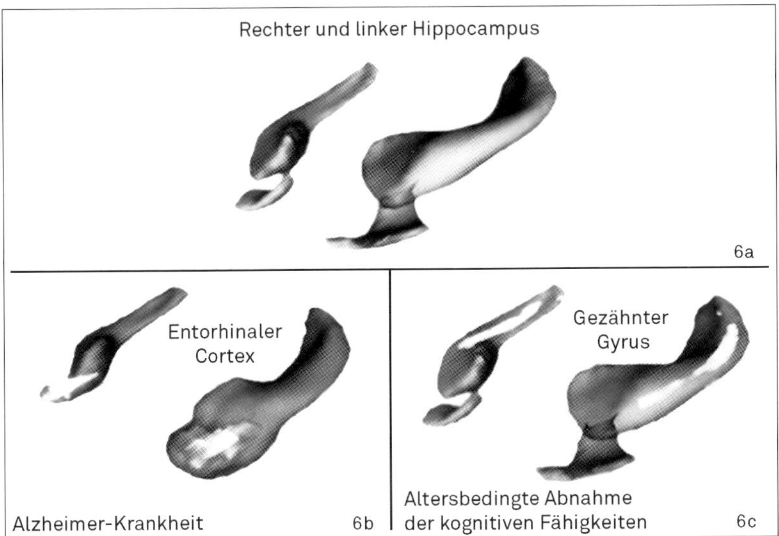

Abbildung 6: a: linker und rechter Hippocampus; b: Alzheimer-Krankheit; c: Altersbedingte Abnahme der kognitiven Fähigkeiten

Der obere Teil der Abbildung zeigt den linken und den rechten Hippocampus. Auch wenn seine Schönheit besticht (das ist jedenfalls mein Empfinden!), handelt es sich nicht um das Werk eines Künstlers, sondern um echte fMRT-Aufnahmen unserer Studienteilnehmer*innen. Die anatomischen Besonderheiten des Hippocampus mit all seinen Kurven und Schnörkeln sind dank der hohen Auflösung detailliert dargestellt. Doch wir haben es hier mit „funktionellen" und nicht mit „strukturellen" Aufnahmen zu tun, denn sie zeigen, welche Teile der Hippocampi unnormal viel Energie verbrauchen, oder anders ausgedrückt, welche Neurone geschädigt sind.

In der linken Abbildung unten, die aus einer unserer veröffentlichten Studien über die Alzheimer-Krankheit stammt, sind die geschädigten Neurone farblich markiert. Die Schäden befinden sich in einer bestimmten Neuronen-Population des Hippocampus, die als entorhinaler Cortex bezeichnet wird.[78]

Die rechte untere Abbildung zeigt, welche Teile der Hippocampi im Verlauf des normalen Alterungsprozesses nach und nach geschädigt werden. Wie bei der Alzheimer-Krankheit befinden sich die infolge des normalen Alterungsprozesses geschädigten Neurone in einem bestimmten Bereich, jedoch in einem anderen, dem gezähnten Gyrus.[79]

Diese und andere Studien mit bildgebenden Verfahren haben der Diskussion ein Ende gesetzt. Sie haben nachgewiesen, dass zwei verschiedene Krankheiten in höherem Lebensalter unseren Gedächtnislehrer, den Hippocampus, schädigen können.

Die Teilnehmer*innen an diesen Studien waren Patient*innen in unterschiedlichen Stadien der Krankheit sowie Tiere, die von der Alzheimer-Krankheit und dem normalen Alterungsprozess betroffen waren. All diese Studien kamen zu einem überraschenden Ergebnis: Die anatomischen Besonderheiten der Fehlfunktion des Hippocampus bei der Alzheimer-Krankheit und dem normalen Alterungsprozess verhalten sich spiegelbildlich. Der entorhinale Cortex ist der Bereich im Hippocampus, der äußerst anfällig für die Alzheimer-Krankheit ist, während der gezähnte Gyrus am wenigsten anfällig ist, selbst dann, wenn die Krankheit sich ausweitet. Dagegen leidet der gezähnte Gyrus am meisten unter dem normalen Alterungsprozess, während dieser dem entorhinalen Cortex nichts anhaben kann, auch nicht bei Menschen, die achtzig Jahre und älter sind. Diese spiegelbildliche Beziehung zwischen der Alzheimer-Krankheit und dem normalen Alterungsprozess – oder die „doppelte Dissoziation“, wie diese seltene anatomische Dissoziation auch genannt wird – war für die Bestätigung unserer Hypothese nicht notwendig, aber sie unterstrich deren Plausibilität.

Eine Neurologin, die heute einen Patienten wie Karl behandelt, der mich wegen einer altersbedingten Gedächtnisschwäche aufsuchte, muss anhand der Symptome und Testergebnisse entscheiden, was als Ursache infrage kommt. Die Klärung ätiologischer Fragen kann ebenfalls helfen zu entscheiden, ob die Ursache eine normale altersbedingte Gedächtnisschwäche oder die Alzheimer-Krankheit ist.

Auf molekularer Ebene sind die Proteine in den Zellen die Ursache der Krankheit. Daraus ergeben sich folgende Fragen: Welches sind die Proteine, die im entorhinalen Cortex von Alzheimer-Patient*innen nicht richtig funktionieren, wohl aber im gezähnten Gyrus? Welches sind die Proteine, die beim normalen Alterungsprozess im gezähnten Gyrus nicht richtig funktionieren, wohl aber im entorhinalen Cortex? Als unser Labor noch in der Anfangsphase war, haben wir meistens mit der innovativen fMRT gearbeitet, um diese doppelte Dissoziation anatomisch nachzuweisen; in der zweiten Phase ging es darum, mithilfe der Dissoziation diese geschädigten Proteine zu identifizieren. Zu diesem Zweck wurden Tools eingesetzt, die in der Lage waren, auf molekularer Ebene die ganze Bandbreite der in jeder Neuronen-Population enthaltenen verschiedenartigen Proteine und Proteinvorstufen zu identifizieren. Wir begaben uns auf eine molekulare Suche, nachdem wir sowohl die entorhinalen Großhirne und die gezähnten Gyri aus den Gehirnen älterer Menschen, die mit oder ohne die Alzheimer-Krankheit gestorben waren, als auch die gesunden Gehirne von Menschen, die in verschiedenen Phasen ihres Lebens gestorben waren, sorgfältig untersucht hatten.

Erwartungsgemäß fanden wir in beiden Populationen unterschiedliche Proteinanomalien, die erklärten, warum beim normalen Alterungsprozess und bei der Alzheimer-Krankheit unterschiedliche Bereiche des Hippocampus betroffen sind.[80] Die isolierten geschädigten Proteine, die sowohl beim normalen Alterungsprozess als auch bei der Alzheimer-Krankheit gefunden wurden, fungieren als Tools in der molekularen „memory-toolbox“, was biologisch Sinn macht (obwohl der Beweis von gesundem Menschenverstand in der Biologie immer etwas erstaunlich und sehr befriedigend ist). Beim normalen Alterungsprozess sind die isolierten Proteine Komponenten der Tools, die erstmals von Eric Kandel und seinen Kolleg*innen als „Anschalter“ der „memory-toolbox“ für Informationen, die man sich merken will, beschrieben worden sind. Bei der Alzheimer-Krankheit gehören die defekten Proteine zu einer anderen Gruppe von Tools, die darauf abzielen, neue und instabile Gedächtnisinhalte zu stabilisieren, indem sie neu entwickelte Fortsätze der Dendriten mit ihren Rezeptoren verbinden.

Ich kann Karl fast hören, wie er sagt: „Dr. Small, ich beglückwünsche Sie zu Ihren anatomischen Kenntnissen, doch was ist die Ursache?“ Meine Antwort wäre ähnlich wie die, die ich gebe, wenn ich Menschen fachlich aufkläre und Vorträge halte, und sie lautet: „Moment mal.“ Das Aufspüren geschädigter Proteine in einer Neuronen-Population, die eine Störung signalisiert, mag beängstigend sein, aber es ist nur ein Indiz, kein stichhaltiger Beweis. In der Medizin Beweise für die Ursache zu finden, erfordert viel Detektivarbeit.

Tierversuche leisten hier gute Dienste. Der Hippocampus von Mäusen und Menschen ist nahezu identisch, einschließlich des Gehalts an Proteinen in den einzelnen Bereichen des Hippocampus. Daher können wir bei Mäusen simulieren, was wir bei Menschen vorfinden. In diversen neueren Studien wurden die bei der Alzheimer-Krankheit entdeckten Proteine bei Mäusen entsprechend so manipuliert, dass sie nicht richtig funktionierten, mit dem Ergebnis, dass der entorhinale Cortex auf typische Art und Weise geschädigt wurden, was zu pathologischem Vergessen führte.[81] Des Weiteren förderten sie die Bildung von Amyloid-Plaques und neurofibrillären Knäueln und führten letztendlich zum Zelltod. Die gezielte Manipulation der beim normalen Alterungsprozess entdeckten Proteine löste auch hier pathologisches Vergessen aus, aber die Beeinträchtigung des gezähnten Gyrus war anders. Ähnlich wie beim normalen Alterungsprozess von Menschen schädigten die Manipulationen die Neurone, aber sie führten nicht zur Bildung von Amyloid-Plaques, neurofibrillären Knäueln oder zum Zelltod.

Die Genetik leistet ebenfalls gute Dienste bei der biomedizinischen Detektivarbeit. Im Rahmen neuerer Forschungsarbeiten auf dem Gebiet der Genetik wurden Gene entdeckt, die Proteine kodieren, die mit dem

Alterungsprozess in Zusammenhang stehen und die altersbedingte Abnahme der Gedächtnisleistung beschleunigen. Andere Forschungsarbeiten haben weitere defekte Gene zutage gefördert; diese kodieren Proteine, die mit der Alzheimer-Krankheit in Zusammenhang stehen und das Risiko erhöhen, daran zu erkranken.

An diesem Punkt ist die Detektivarbeit nahezu abgeschlossen und es gibt Beweise, die hinreichend erdrückend sind, um die Verdächtigen, die Proteine, vor Gericht zu bringen – soll heißen, sie einem klinischen Versuch zu unterziehen. Dies ist die einzige Möglichkeit, um den Nachweis zu erbringen, dass ein verdächtiges Protein die Ursache einer Krankheit ist. Es ist nicht einfach, Interventionen zu entwickeln, die, ohne Schaden anzurichten, ein geschädigtes Protein reparieren. Die gute Nachricht ist, dass viele Labore und die Pharmaindustrie an diesem Problem arbeiten.[82] In den letzten Jahren wurden mithilfe von Tierversuchen bereits Interventionen entwickelt, die keinen Schaden angerichtet haben und in der Lage waren, die defekten Proteine zu reparieren.

Würde Karl noch leben und diese Neuigkeit hören, dann würde ich meinen geschätzten Patienten, den ich sehr vermisse, wieder einmal um Geduld bitten müssen. Wir suchen intensiv nach den Ursachen dieser beiden Krankheiten und nach Behandlungsmöglichkeiten. Karl wäre sicher frustriert über diese Antwort, und vielleicht sind Sie es auch. Ich kann Ihnen versichern, dass in diesem Forschungsbereich mit Hochdruck gearbeitet wird. Vielleicht lässt sich ein Buch über normales Vergessen am besten so beenden: Es besteht die Hoffnung, dass sich für pathologisches Vergessen in höherem Lebensalter auch eine Lösung findet. Verlieren Sie Ihre gute Laune nicht.

Über den Autor

Scott A. Small, M.D., ist Professor für Neurologie und Psychiatrie an der Columbia University. Zudem ist er Direktor des dort angeschlossenen Alzheimer Disease Research Centers. Small ist eine führende Autorität auf dem Gebiet des Gedächtnisses. Er leitet seit über 20 Jahren ein von den National Institutes Health finanziertes Labor und hat mehr als 140 Studien zu den Themen Gedächtnisfunktion und -störungen veröffentlicht. Small ist außerdem Arzt mit Fachkenntnissen auf dem Gebiet des Alterns und der Demenz und hat Patient*innen behandelt, die an einer Vielzahl von Gedächtnisstörungen leiden. Seine bahnbrechenden Beiträge stießen auf breites Interesse und wurden von der akademischen Welt mit mehreren Auszeichnungen gewürdigt, darunter der McKnight Neuroscience of Brain Disorders Award, der Derek Denny-Brown Young Neurological Scholar Award der American Neurological Association und der Lamport Award for Excellence in Clinical Science Research der Columbia University. Über seine Arbeit wurde in The New York Times, The New Yorker und Time berichtet, und seine Erkenntnisse über die Alzheimer-Krankheit führten kürzlich zur Gründung von Retromer Therapeutics, einem neuen Biotechnologie-Unternehmen, das er mitbegründet hat. Small ist in Israel aufgewachsen und lebt in New York City.

Literatur

Einleitung

1 Davis, R.L., and Y. Zhong, "The Biology of Forgetting—A Perspective." Neuron, 2017. 95(3): pp. 490-503; Richards, B.A., and P.W. Frankland, "The Persistence and Transience of Memory." Neuron, 2017. 94(6): pp. 1071-1084.
2 Parker, E.S., L. Cahill, and J.L. McGaugh, "A Case of Unusual Autobiographical Remembering." Neurocase, 2006. 12(1): pp. 35-49.
3 Borges, Jorge Luis, Gesammelte Werke in zwölf Bänden. Band 5: Der Erzählungen erster Teil. Aus dem Spanischen von Gisbert Haefs, Karl August Horst, Wolfgang Luchting. 2000, München: Carl Hanser Verlag GmbH & Co. KG.

1 Sich erinnern, um zu vergessen

4 Sacks, O., The Man Who Mistook His Wife for a Hat. 1985, London: Gerald Duckworth.
5 Augustinack, J.C., et al., "H.M.'s Contributions to Neuroscience: A Review and Autopsy Studies." Hippocampus, 2014. 24(11): pp. 1267-1268.
6 Small, S.A., et al., "A Pathophysiological Framework of Hippocampal Dysfunction in Ageing and Disease." Nature Reviews Neuroscience, 2011. 12(10): pp. 585-601.
7 Brickman, A.M., et al., "Enhancing Dentate Gyrus Function with Dietary Flavanols Improves Cognition in Older Adults." Nature Neuroscience, 2014. 17(12): pp. 1798-1803; Anguera, J.A., et al., "Video Game Training Enhances Cognitive Control in Older Adults." Nature, 2013. 501(7465): pp. 97-101.
8 Davis and Zhong, "The Biology of Forgetting"; Richards and Frankland, "The Persistence and Transience of Memory."

2 Paralysierte Gehirne

9 Kanner, L., "The Conception of Wholes and Parts in Early Infantile Autism." American Journal of Psychiatry, 1951. 108(1): pp. 23-26; Kanner, L., "Autistic Disturbances of Affective Contact." Nervous Child, 1943. 2: pp. 217-240.

10 Davis and Zhong, "The Biology of Forgetting"; Richards and Frankland, "The Persistence and Transience of Memory."

11 Migues, P.V., et al., "Blocking Synaptic Removal of GluA2-Containing AMPA Receptors Prevents the Natural Forgetting of Long-Term Memories." Journal of Neuroscience, 2016. 36(12): pp. 3481–3494; Dong, T., et al., "Inability to Activate Rac1-Dependent Forgetting Contributes to Behavioral Inflexibility in Mutants of Multiple Autism-Risk Genes." Proceedings of the National Academy of Sciences of the United States of America, 2016. 113(27): pp. 7644–7649.

12 Khundrakpam, B.S., et al., "Cortical Thickness Abnormalities in Autism Spectrum Disorders Through Late Childhood, Adolescence, and Adulthood: A Large-Scale MRI Study." Cerebral Cortex, 2017. 27(3): pp. 1721–1731.

13 Bourgeron, T.,"From the Genetic Architecture to Synaptic Plasticity in Autism-Spectrum Disorder." Nature Reviews Neuroscience, 2015. 16(9): pp. 551–563.

14 Dong et al., "Inability to Activate Rac1"; Bourgeron, "From the Genetic Architecture to Synaptic Plasticity"; Tang, G., et al., "Loss of mTOR-Dependent Macroautophagy Causes Autistic-Like Synaptic Pruning Deficits." Neuron, 2014. 83(5): pp. 1131–1143.

15 Corrigan, N.M., et al., "Toward a Better Understanding of the Savant Brain." Comprehensive Psychiatry, 2012. 53(6): pp. 706–717; Wallace, G.L., F. Happe, and J.N. Giedd, "A Case Study of a Multiply Talented Savant with an Autism Spectrum Disorder: Neuropsychological Functioning and Brain Morphometry." Philosophical Transactions of the Royal Society B, 2009. 364(1522): pp. 1425–1432.

16 Cooper, R.A., et al., "Reduced Hippocampal Functional Connectivity During Episodic Memory Retrieval in Autism." Cerebral Cortex, 2017. 27(2): pp. 888–902.

17 Dong et al., "Inability to Activate Rac1."

18 Masi, I., et al., "Deep Face Recognition: A Survey." IEEE Xplore, 2019.

19 Srivastava, N., et al., "Dropout: A Simple Way to Prevent Neural Networks from Overfitting." Journal of Machine Learning Research, 2014. 15: pp. 1929–1958.

20 Behrmann, M., C. Thomas, and K. Humphreys, "Seeing It Differently: Visual Processing in Autism." Trends in Cognitive Sciences, 2006. 10(6): pp. 258–264.

21 Pavlova, M.A., et al., "Social Cognition in Autism: Face Tuning." Scientific Reports, 2017. 7(1): p. 2734.

22 Frith, U., and B. Hermelin, "The Role of Visual and Motor Cues for Normal, Subnormal and Autistic Children." Journal of Child Psychology and Psychiatry, 1969. 10(3): pp. 153–163.

23 Happe, F., "Central Coherence Theory of Mind in Autism: Reading Homographs in Context." British Journal of Developmental Psychology, 1997. 15: pp. 10–12.

24 Rorty, R., Philosophy and the Mirror of Nature. 1979, Princeton, N.J.: Princeton University Press.

3 Befreite Gehirne

25 LaBar, K.S., and R. Cabeza,"Cognitive Neuroscience of Emotional Memory." Nature Reviews Neuroscience, 2006. 7(1): pp. 54–64.

26 Etkin, A., and T.D. Wager,"Functional Neuroimaging of Anxiety: A Meta-analysis of Emotional Processing in PTSD, Social Anxiety Disorder, and Specific Phobia." American Journal of Psychiatry, 2007. 164(10): pp. 1476–1488; Liberzon, I., and C.S. Sripada, "The Functional Neuroanatomy of PTSD: A Critical Review." Progress in Brain Research, 2008. 167: pp. 151–169.
27 Etkin, A., et al., "Toward a Neurobiology of Psychotherapy: Basic Science and Clinical Applications." Journal of Neuropsychiatry and Clinical Neurosciences, 2005. 17(2): pp. 145–158.
28 Sessa, B., and D. Nutt, "Making a Medicine out of MDMA." British Journal of Psychiatry, 2015. 206(1): pp. 4–6.
29 Piomelli, D., "The Molecular Logic of Endocannabinoid Signalling." Nature Reviews Neuroscience, 2003. 4(11): pp. 873–884; Bhattacharyya, S., et al., "Opposite Effects of Delta-9-Tetrahydrocannabinol and Cannabidiol on Human Brain Function and Psychopathology." Neuropsychopharmacology, 2010. 35(3): pp. 764–774.
30 Besser, A., et al., "Humor and Trauma-Related Psychopathology Among Survivors of Terror Attacks and Their Spouses." Psychiatry: Interpersonal and Biological Processes, 2015. 78(4): pp. 341-353.
31 Charuvastra, A., and M. Cloitre, "Social Bonds and Posttraumatic Stress Disorder." Annual Review of Psychology, 2008. 59: pp. 301–328.

4 Furchtlose Gehirne

32 de Waal, F.B. M., Peacemaking Among Primates. 1989, Cambridge, Mass.: Harvard University Press, p. xi.
33 Rilling, J.K., et al., "Differences Between Chimpanzees and Bonobos in Neural Systems Supporting Social Cognition." Social Cognitive and Affective Neuroscience, 2012. 7(4): pp. 369–379; Issa, H.A., et al., "Comparison of Bonobo and Chimpanzee Brain Microstructure Reveals Differences in Socio-emotional Circuits." Brain Structure and Function, 2019. 224(1): pp. 239–251.
34 Blair, R.J., "The Amygdala and Ventromedial Prefrontal Cortex in Morality and Psychopathy." Trends in Cognitive Sciences, 2007. 11(9): pp. 387–392.
35 Cannon, W., "The Movements of the Stomach Studied by Means of the Roentegen Rays." American Journal of Physiology, 1896: pp. 360–381.
36 Cannon, W., Bodily Changes in Pain, Hunger, Fear and Rage: An Account of Recent Researches into the Function of Emotional Excitement. 1915, New York: D. Appleton & Company.
37 Cannon, W., and D. de la Paz, "Emotional Stimulation of Adrenal Secretion." American Journal of Physiology, 1911. 28(1): pp. 60–74.
38 Swanson, L.W., and G.D. Petrovich, "What Is the Amygdala?" Trends in Neurosciences, 1998. 21(8): pp. 323–331.
39 LeDoux, J.E., "Emotion Circuits in the Brain." Annual Review of Neuroscience, 2000. 23: pp. 155–184.
40 Keifer, O.P., Jr., et al., "The Physiology of Fear: Reconceptualizing the Role of the Central Amygdala in Fear Learning." Physiology (Bethesda, Md.), 2015. 30(5): pp. 389–401.

41 Hare, B., V. Wobber, and R. Wrangham, "The Self-Domestication Hypothesis: Evolution of Bonobo Psychology Is Due to Selection Against Aggression." Animal Behaviour, 2012. 83(3): pp. 573–585.
42 Trut, L., "Early Canid Domestication: The Farm-Fox Experiment." American Scientist, 1999. 87: pp. 160–169.
43 Roberto, M., et al., "Ethanol Increases GABAergic Transmission at Both Pre- and Postsynaptic Sites in Rat Central Amygdala Neurons." Proceedings of the National Academy of Sciences of the United States of America, 2003. 100(4): pp. 2053–2058.
44 Carhart-Harris, R.L., et al., "The Effects of Acutely Administered 3,4-Methylenedioxymethamphetamine on Spontaneous Brain Function in Healthy Volunteers Measured with Arterial Spin Labeling and Blood Oxygen Level-Dependent Resting State Functional Connectivity." Biological Psychiatry, 2015. 78(8): pp. 554–562.
45 Young, L.J., "Being Human: Love: Neuroscience Reveals All." Nature, 2009. 457(7226): p. 148; Zeki, S., "The Neurobiology of Love." FEBS Letters, 2007. 581(14): pp. 2575–2579.
46 Jurek, B., and I.D. Neumann, "The Oxytocin Receptor: From Intracellular Signaling to Behavior." Physiological Reviews, 2018. 98(3): pp. 1805–1908; Maroun, M., and S. Wagner, "Oxytocin and Memory of Emotional Stimuli: Some Dance to Remember, Some Dance to Forget." Biological Psychiatry, 2016. 79(3): pp. 203–212; Geng, Y., et al., "Oxytocin Enhancement of Emotional Empathy: Generalization Across Cultures and Effects on Amygdala Activity." Frontiers in Neuroscience, 2018. 12: p. 512.
47 Nagasawa, M., et al., "Social Evolution. Oxytocin-Gaze Positive Loop and the Coevolution of Human-Dog Bonds." Science, 2015. 348(6232): pp. 333–336.

5 Aufgeräumte Gehirne

48 de Kooning, W., et al., Willem de Kooning: The Late Paintings, the 1980s. 1st ed. 1995, San Francisco: San Francisco Museum of Modern Art.
49 Orton, F., Figuring Jasper Johns. 1994, London: Reaktion Books.
50 Ritter, S.M., and A. Dijksterhuis, "Creativity—The Unconscious Foundations of the Incubation Period." Frontiers in Human Neuroscience, 2014. 8: p. 215.
51 Crick, F., and G. Mitchison, "The Function of Dream Sleep." Nature, 1983. 304(5922): pp. 111–114.
52 Waters, F., et al., "Severe SleepDeprivation Causes Hallucinations and a Gradual Progression Toward Psychosis with Increasing Time Awake." Frontiers in Psychiatry, 2018. 9: p. 303.
53 de Vivo, L., et al., "Ultrastructural Evidence for Synaptic Scaling Across the Wake/ Sleep Cycle." Science, 2017. 355(6324): pp. 507–510; Diering, G.H., et al., "Homer1a Drives Homeostatic Scaling-Down of Excitatory Synapses During Sleep." Science, 2017. 355(6324): pp. 511–515; Poe, G.R., "Sleep Is for Forgetting." Journal of Neuroscience, 2017. 37(3): pp. 464–473.

54 Tononi, G., and C. Cirelli, "Sleep and the Price of Plasticity: From Synaptic and Cellular Homeostasis to Memory Consolidation and Integration." Neuron, 2014. 81(1): pp. 12–34.
55 Waters, "Severe Sleep Deprivation."
56 Ghiselin, B., ed., The Creative Process: Reflection on Invention in the Arts and Sciences. 1985, Berkeley: University of California Press.
57 Mednick, S.A., "The Associative Basis of the Creative Process." Psychological Review, 1962. 69: pp. 220 232.
58 Bowden, E.M., and M. Jung-Beeman, "Normative Data for 144 Compound Remote Associate Problems." Behavior Research Methods, Instruments, and Computers, 2003. 35(4): pp. 634–639.
59 Storm, B.C., and T.N. Patel, "Forgetting as a Consequence and Enabler of Creative Thinking." Journal of Experimental Psychology: Learning, Memory, and Cognition, 2014. 40(6): pp. 1594–1609.
60 Ritter and Dijksterhuis, "Creativity."

6 Einsichtige Gehirne

61 Brickman, "Enhancing Dentate Gyrus Function."
62 Barral, S., et al., "Genetic Variants in a 'cAMP Element Binding Protein' (CREB)-Dependent Histone Acetylation Pathway Influence Memory Performance in Cognitively Healthy Elderly Individuals." Neurobiology of Aging, 2014. 35(12): pp. 2881e7–2881e10.
63 Lara, A.H., and J.D. Wallis, "The Role of Prefrontal Cortex in Working Memory: A Mini Review." Frontiers in Systems Neuroscience, 2015. 9: p. 173.
64 Cosentino, S., et al., "Objective Metamemory Testing Captures Awareness of Deficit in Alzheimer's Disease." Cortex, 2007. 43(7): pp. 1004–1019.
65 Schei, E., A. Fuks, and J.D. Boudreau, "Reflection in Medical Education: Intellectual Humility, Discovery, and Know-How." Medicine, Health Care and Philosophy, 2019. 22(2): pp. 167–178.
66 Tversky, A., and D. Kahneman, "Judgment Under Uncertainty: Heuristics and Biases." Science, 1974. 185(4157): pp. 1124–1131. Fachlektorat Psychologie <info@lektorat-oezdem.de>
67 Wimmer, G. E., and D. Shohamy, "Preference by Association: How Memory Mechanisms in the Hippocampus Bias Decisions." Science, 2012. 338(6104): pp. 270–273.
68 Shadlen, M. N., and D. Shohamy, "Decision Making and Sequential Sampling from Memory." Neuron, 2016. 90(5): pp. 927–939.
69 Toplak, M. E., R. F. West, and K. E. Stanovich, "The Cognitive Reflection Test as a Predictor of Performance on Heuristics-and-Biases Tasks." Memory and Cognition, 2011. 39(7): pp. 1275–1289.

7 Kollektive Gehirne

70 Margalit, A., The Ethics of Memory. 2002, Cambridge, Mass.: Harvard University Press, p. xi.

71 Lichtenfeld, S., et al., "Forgive and Forget: Differences Between Decisional and Emotional Forgiveness." PLOS One, 2015. 10(5): p. e0125561.
72 Anspach, C., "Medical Dissertation of Nostalgia by Johannes Hofer, 1688." Bulletin of the Institute of the History of Medicine, 1934. 2: pp. 376–391.
73 Kushner, M. G., et al., "D-Cycloserine Augmented Exposure Therapy for Obsessive-Compulsive Disorder." Biological Psychiatry, 2007. 62(8): pp. 835–838.
74 Boym, S., The Future of Nostalgia. 2001, New York: Basic Books.

Schlussbetrachtung: Pathologisches Vergessen

75 Ventura, H. O., "Giovanni Battista Morgagni and the Foundation of Modern Medicine." Clinical Cardiology, 2000. 23(10): pp. 792–794.
76 Small, S. A., "Age-Small Related Memory Decline: Current Concepts and Future Directions." Archives of Neurology, 2001. 58(3): pp. 360–364.
77 Small et al., "A Pathophysiological Framework."
78 Khan, U. A., et al., "Molecular Drivers and Cortical Spread of Lateral Entorhinal Cortex Dysfunction in Preclinical Alzheimer's Disease." Nature Neuroscience, 2014. 17(2): pp. 304–311.
79 Brickman, "Enhancing Dentate Gyrus Function."
80 Small, S. A., "Isolating Pathogenic Mechanisms Embedded Within the Hippocampal Circuit Through Regional Vulnerability." Neuron, 2014. 84(1): pp. 32–39.
81 Small, S. A., and Petsko, G. A., "Endosomal Recycling Reconciles the Amyloid Hypothesis." Science Translational Medicine, 2020.
82 Mecozzi, V. J., et al., "Pharmacological Chaperones Stabilize Retromer to Limit APP Processing." Nature Chemical Biology, 2014. 10(6): pp. 443–449.